腸炎の鑑別

IBD, 感染症から希少疾患までの内視鏡診断

著者
加藤　順
千葉大学医学部附属病院診療教授・内視鏡センター長

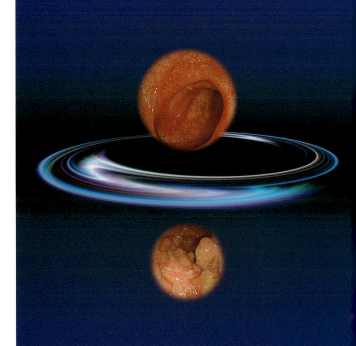

秀潤社

● 著者

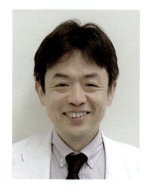

加藤　順（かとう じゅん）

1968年（昭和43年）9月24日生

【略歴】

1993年（平成5年）	東京大学医学部医学科卒業
同　　年	東京大学医学部附属病院内科（研修医）
1994年（平成6年）	社会保険中央総合病院（現：東京山手メディカルセンター）内科（研修医）
1995年（平成7年）	亀田総合病院消化器内科
1997年（平成9年）	東京大学大学院医学系研究科消化器内科学入学
2001年（平成13年）	同上修了（医学博士）
同　　年	日本赤十字社医療センター消化器内科
2003年（平成15年）	岡山大学医学部消化器・肝臓内科医員
2004年（平成16年）	同助手（その後，助教に名称変更）
2010年（平成22年）	和歌山県立医科大学第二内科准教授
2018年（平成30年）	三井記念病院内視鏡部部長
2019年（令和元年）	千葉大学医学部附属病院診療教授・内視鏡センター長
現在に至る	

【専門領域】

大腸疾患，炎症性腸疾患，大腸腫瘍，大腸内視鏡

日本内科学会総合内科専門医
日本消化器病学会専門医・指導医
日本消化器内視鏡学会専門医・指導医
日本消化器病学会評議員
日本消化器内視鏡学会評議員
厚生労働省難治性炎症性腸管障害に関する調査研究班研究協力者

【著書】

『Q&Aでスッキリわかる IBD診療』（株式会社メジカルビュー社）／2014年9月発行

● 企画・編集
谷口陽一
● 製作協力・DTP
乙村龍彦
● 本文デザイン
株式会社センターメディア

推薦の言葉

　本書の著者の加藤 順先生は，言わずと知れたIBD診療のエキスパートである．彼は，修練時代，すなわち消化器内科での専門領域を決めるまでの期間，折り紙付きの指導者の下で消化器内科の各領域を一通り学んでいるが，私共の同門では指導者不在のIBDの領域を主戦場に選んで，自身で独自の境地を開いて来た人材である．ヘラクレスの選択をした理由を彼に問うたことがあるが，その根底には彼特有の人生観やチャレンジ精神があると感じた．

　今回も本書の推薦を依頼されて，そのタイトルを聞いて絶句した．彼の並外れた能力の高さは熟知しているが，"何でよりによって，こんなタフなテーマを…，しかも単著で…"などと老化が始まった頭が暴走し，勝手な雑念が湧き出るのを抑えるのに難渋した．しかし，原稿を読み進める中に，彼の腸炎診断の世界に引き込まれ，自身の杞憂に気付かされることになった．敢えて苦難の道を歩く選択をして来た彼は，当然の事ながら，これまで時間的にも余裕の無い環境を潜り抜けて来ている．私と一緒の所属の時などは，朝の7時から深夜は12時近くまで大学の教官として，また地域医療の担い手として仕事をしなければならない環境に身を置いていた．本書の症例は，長く険しい道程を歩んできた彼が，様々な施設で情熱を傾けて対峙した症例を集め，都内第一線の病院の中でも特に多忙を極める環境に身を置きながらまとめたものである．この点の集中力と手際の良さは，余人の及ぶ所ではない．また，一時期同じ戦線で戦った戦友としては，本書に収載された思い出の症例に再会する事で，彼が如何に各症例に真摯に寄り添い，丁寧な診療を心がけていたかを再認識させられる結果となった．

　内視鏡所見を中心に書かれた本書が，類書と一線を画している点は，ともすれば多くの執筆者による経験症例を集めた図譜に堕してしまう傾向を断固として排し，腸炎診断の背景にある内科診断学の基本に根差して執筆が行われている事である．確かに内視鏡をはじめ，形態学的検査は実に豊富な情報を提供するものであるが，所詮はdisease processの一断面の情報を提供するに過ぎない．画像からのアプローチの限界を冷静に見切り，敢えて多くの疾患の網羅的な収載を排し，単著で臨んだ著者の深い意図を感じて頂きたい．除外診断で成り立っているIBDをはじめ，本領域は未開の大地である．臨床データーを総合的に検討し，論理的に考え，最も妥当と考えられる結論に基づいて医療を選択する能力が特に強く求められる領域である．

　このように書きながら本書のインパクトを充分に説明出来ないもどかしさを感じるが，本書の真価は，実際に読み進めることで臨床的推論を駆使して症例に肉薄する著者の息遣いが不思議な迫真力を持って感じられる点にある．若い世代にとっては，あたかも頼りになる指導医が寄り添っているがごとく，一方，シニアな世代にとっては，これまでの知識を整理し，改めて脳裏に深く刻んだ上で，腸炎診療の前線の状況を俯瞰し今後の診療戦略を練る上で多大な力を発揮するものと信じる．本書との出会いを契機に本領域の診療に情熱を傾ける多くの人材が輩出することを願ってやまない．

　最後に，著者の意図を充分に理解し，個性溢れる本書の誕生に独自の感性と驚異的な辛抱強さを以て尽力された編集者 学研メディカル秀潤社の谷口陽一氏に深甚なる謝意を表したい．

2019年10月

帝京大学医学部 特任教授

一瀬雅夫

序　文

　昔，筆者が内視鏡を始めたばかりの頃，早期胃癌の内視鏡診断について指導医の先生から次のように言われたのを覚えています．

　「カメラを入れて，適当に写真を撮って，赤いところから何となく生検をして，カメラを抜くだけではただの内視鏡屋だ．観察した病変の形態や色調などのどういう根拠からその病変は良性または悪性と考えるのか？　悪性と考えるならば範囲はどこからどこまでか？　組織型は何か？　深達度はどれくらいか？　そして最終的な内視鏡診断は何か？　そこまで言えてはじめて内視鏡医といえる．」

　例えば，大腸ポリープをみたときに，ただ出っ張りがあるから適当に取ってしまおうとして取ってしまう医師もいますが，逆に，拡大観察やpit pattern診断を必要に応じて行い，そのポリープの組織型や深達度まで考えて，内視鏡で取る必要があるのか？　逆に内視鏡で取っても良いものなのか？　などをきちんと考えてから取る医師もいます．多くの大腸ポリープでは両者で臨床的な結果は変わりませんが，内視鏡で取るべきかどうか鑑別が困難なsm癌の内視鏡診断などという微妙な場面では，前者と後者の内視鏡医としての実力の差が出ることになるでしょう．

　腸炎の診断もまったく同じです．「大腸に炎症を起こしていたので生検しました」だけではダメで，炎症をみたときに，どういう所見があるから何が原因のどういう疾患なのか，まで考えて初めて腸炎の内視鏡診断となります．早期癌の診断より厄介なのは，腸炎を起こす原因が多彩であること．さらに一番の問題は，癌では絶対の正解である病理診断があまりあてにならないことです．そのため，腸炎の鑑別診断では，ただ内視鏡の所見だけをみていたのでは鑑別にならず，患者の症状や病歴など色々なことをインプットしたうえで内視鏡所見とともに総合的に考え，さらに必要なら追加の問診や検査まで施行したうえで，正解に近づけなければなりません．まさに，「ボーっと内視鏡してんじゃねーよ！」という感じです．

　本書の特徴は，各疾患の内視鏡写真をただ羅列するだけではなく，鑑別診断を行うためには内視鏡所見以外にもどのような情報が必要で，それをどのように集めて全体としてどのように鑑別診断を行うか，までを示してある点です．わが国で急激に増加する炎症性腸疾患（IBD）をはじめ，腸炎に対するより正確な診断能力はこれからますます求められます．本書がその一助になることを願ってやみません．

　本書に掲載した写真のほとんどは筆者自身がこれまでに所属した施設で経験した症例ですが，一部，岡山大学の平岡佐規子先生，和歌山ろうさい病院の与田武徳先生，寺田病院の葛岡健太郎先生からいただきました．心より感謝いたします．また，編集の労をおとりいただいた谷口陽一さん，本書のレイアウトと内視鏡写真をきれいに調整いただいた乙村龍彦さんにも心から感謝いたします．

2019年10月

千葉大学医学部附属病院診療教授・内視鏡センター長

加藤　順

＊本書では，ありがちな病歴の例など内容に支障がない範囲で一部創作している箇所があります．また，本書の解説は，筆者の日常診療における経験的私見を含むため，エビデンスのある学術的な表現でない箇所がありますが，ご了承ください．

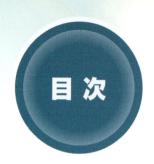

腸炎の鑑別
IBD，感染症から希少疾患までの内視鏡診断

第1章 腸炎の基礎知識
1. 腸炎の内視鏡の特徴 …… 2
2. 腸炎の内視鏡鑑別診断のコツ …… 12

第2章 腸炎の診断
1. 潰瘍性大腸炎
   - 1-1. 初発例，軽症〜中等症例 …… 22
   - 1-2. 再燃例 …… 26
   - 1-3. 重症例 …… 30
   - 1-4. dysplasia/cancer …… 36
   - 1-5. サイトメガロウイルス合併例 …… 40
   - 1-6. PSC関連腸炎 …… 44
   - 1-7. 5-ASA不耐例 …… 47
2. クローン病
   - 2-1. 典型例 …… 50
   - 2-2. 腸管合併症例 …… 54
   - 2-3. 小腸病変 …… 60
   - 2-4. 上部消化管病変 …… 64
   - 2-5. cancer …… 67
3. 腸管ベーチェット病 …… 74
4. trisomy 8の骨髄異形成症候群を伴う腸潰瘍 …… 80
5. 腸結核 …… 83
6. 感染性腸炎
   - 6-1. カンピロバクター腸炎 …… 88
   - 6-2. 腸管出血性大腸菌（O-157） …… 92

6-3. 偽膜性腸炎 ··· 94

6-4. アメーバ性腸炎 ···································· 96

6-5. クラミジア直腸炎 ·································· 100

7. 虚血性腸炎 ··· 102

8. 抗生物質起因性出血性腸炎 ······················· 108

9. NSAIDs 起因性腸炎 ································· 111

10. 憩室性腸炎 ·· 114

11. 原発性免疫不全症による腸炎 ····················· 118

12. 放射線性腸炎 ·· 120

13. 免疫チェックポイント阻害薬による自己免疫性腸炎 ··· 123

14. collagenous colitis ······························· 126

15. 直腸粘膜脱症候群 ···································· 130

16. 急性出血性直腸潰瘍 ································· 132

17. クロンカイト・カナダ症候群 ····················· 135

18. 腸間膜静脈硬化症 ···································· 140

19. 腸管気腫性囊胞症 ···································· 143

20. 好酸球性胃腸炎 ······································· 146

Column

① きれいな内視鏡写真を撮るコツ ····················· 20

② IBD 皮膚病変 ··· 72

③ 腸炎患者への内視鏡挿入時の注意点 ··············· 79

④ 感染性腸炎の流行り廃り ····························· 91

⑤ 大腸憩室とその合併症 ······························ 116

⑥ 小腸の内視鏡検査 ··································· 138

⑦ 腸炎診断は AI が行うようになるか？ ············· 149

略語一覧 ·· viii

索引 ·· 150

略語一覧

略 語	フルスペル	和 訳
5-ASA	5-aminosalicylic acid	5-アミノサリチル酸
AI	artificial intelligence	人工知能
AIDS	acquired immunodeficiency syndrome	後天性免疫不全症候群
APC	argon plasma coagulation	アルゴン・プラズマ凝固
C. difficile	*Clostridioides difficile*	クロストリディオイデス・ディフィシル
CMV	Cytomegalovirus	サイトメガロウイルス
COPD	chronic obstructive pulmonary disease	慢性閉塞性肺疾患
EBL	endoscopic band ligation	内視鏡的バンド結紮術
ESD	endoscopic submucosal dissection	内視鏡的粘膜下層剥離術
FAP	familial adenomatous polyposis	家族性大腸腺腫症
GERD	gastroesophageal reflux disease	胃食道逆流症
H. pylori	*Helicobacter pylori*	ヘリコバクター・ピロリ
HUS	hemolytic uremic syndrome	溶血性尿毒症症候群
IBD	inflammatory bowel disease	炎症性腸疾患
IBS	irritable bowel syndrome	過敏性腸症候群
IgE	immunoglobulin E	免疫グロブリンE
IPEX	immune dysregulation, polyendocrinopathy, enteropathy, and X-linked	多腺性内分泌不全症，腸疾患を伴う免疫調節異常（X連鎖性）
K. oxytoca	*Klebsiella oxytoca*	クレブシエラ・オキシトカ
LST-G	laterally spreading tumor granular type	側方発育型腫瘍顆粒型
MDS	myelodysplastic syndrome	骨髄異形成症候群
MPS	mucosal prolapse syndrome	粘膜脱症候群
MRCP	magnetic resonance cholangiopancreato-graphy	磁気共鳴胆道膵管撮影
MSM	men who have sex with men	男性同性愛者
NBI	narrow band imaging	狭帯域光観察
NSAIDs	nonsteroidal anti-inflammatory drugs	非ステロイド性抗炎症薬
PCI	pneumatosis cystoides intestinalis	腸管気腫性嚢胞症
PCR	polymerase chain reaction	ポリメラーゼ連鎖反応
PPI	proton pump inhibitor	プロトンポンプ阻害薬
PSC	primary sclerosing cholangitis	原発性硬化性胆管炎
r/o	rule out	除外診断
STD	sexually transmitted disease	性行為感染症
UC	ulcerative colitis	潰瘍性大腸炎
XIAP	X-linked inhibitor of apoptosis protein	X連鎖性アポトーシス阻害タンパク質

第1章
腸炎の基礎知識

第1章 腸炎の基礎知識

1 腸炎の内視鏡の特徴

腸炎の内視鏡診断学とは？

腸炎の診断学と腫瘍診断学の違い

　腸炎とは，腸に何らかの原因で炎症が起こった状態である．問題は，その原因である．**表**に腸炎の原因となりうる主なものを記載した．感染症のようにその原因が明らかなものから，炎症性腸疾患（IBD）のように原因がよくわかっていないものまでさまざまである．この原因と内視鏡像を結びつけるものが，腸炎の内視鏡診断ということになる．

　では，内視鏡の世界で，腸炎の内視鏡診断学と類似の診断学が他にあるだろうか？　まず，消化管腫瘍診断学とは大きく異なる．その違いについては後でも詳しく述べるが，最も大きい違いは，腫瘍診断が腫瘍化した一部の領域をみる「点の診断」であるのに対し，炎症の診断は粘膜面に広く拡がった全体像をみる「面の診断」ということである．腫瘍は正常でなくなった細胞集団の観察であるのに対し，炎症は本来正常な細胞集団が多様な状態で集まる様子を観察するということも重要な違いである．また，炎症は原因が多様で，さらに同じ原因でも内視鏡像に大きな違いがある．

　以上のように簡単に考えてみただけでも，腫瘍診断と炎症診断は明らかに異なることはご理解いただけるだろう．

表　腸炎の原因

		原因または疾患名
感染性	細菌	● カンピロバクター　● 病原性大腸菌　● サルモネラ ● *Clostridioides difficile*　● 結核菌など
	ウイルス	● ノロウイルス　● サイトメガロウイルス
	その他	● アメーバ原虫
薬剤性		● 抗生物質　● 免疫チェックポイント阻害薬　● ランソプラゾール ● NSAIDs　● 漢方薬（サンシシ〈山梔子〉による腸間膜静脈硬化症）
その他の刺激		● 虚血性腸炎　● 放射線性腸炎　● 憩室性腸炎 ● 直腸粘膜脱症候群　● 急性出血性直腸潰瘍
原因不明なもの		● 炎症性腸疾患（潰瘍性大腸炎，クローン病，腸管ベーチェット病） ● クロンカイト・カナダ症候群　● 好酸球性胃腸炎

腫瘍の診断は「点」，炎症の診断は「面」である！

その他の消化器内視鏡診断との違い

　一方，炎症の診断学というと，胃にも炎症はある．ところが，現在の疫学的環境下では胃の炎症については，ほとんどがヘリコバクター・ピロリ（*H. pylori*）感染によるものと言ってよい（まれにNSAIDsなどの薬剤が原因のこともある）．近年，『胃炎の京都分類』についての本が出版されたが，それが「分類」と言ってしまえるのは，ヘリコバクター感染胃炎以外の胃炎が多くないからである．原因がたくさんあると，それは「分類」でなく「鑑別」ということになる．そのため，同じ消化管の炎症といっても，胃炎と腸炎では大きく異なる．

　また，胆膵系領域では，内視鏡の役割は診断学よりも治療の比重が大きい．診断学では癌による狭窄病変や結石の存在診断が主であり，腸炎ほどの多様性は持ちえない．

　したがって，腸炎の内視鏡診断は，他の内視鏡分野では類似の領域がほとんどない独特の世界ということになる．

腸炎の炎症を「分類」ではなく「鑑別」として取り扱うのは，日常診療で遭遇する腸炎の原因が胃炎に比べてはるかに多様であるため！

他領域の画像診断との比較

　内視鏡以外のその他の画像診断でいえば，肺炎のCT診断などが腸炎の診断と似ているかもしれない．肺炎にはさまざまな原因があり，そのCT画像もさまざまである．それらの画像と肺炎の原因を結びつけるのが肺炎のCT診断であろう．1つ違うのは，CT診断がモノクロの世界であるのに対し，内視鏡診断はフルカラーなことである．カラーな分だけ情報量が多くなる．疾患の種類は同程度かもしれないが，情報量の多いものを判断する分だけ腸炎の内視鏡診断のほうがやや複雑であろう．

　フルカラーの画像診断というと，皮膚科疾患が挙げられる．湿疹や皮膚炎の鑑別の画像診断は確かに腸炎の内視鏡診断と似ているかもしれない．しかしながら，皮膚科にはアトラス的な書物が数多く刊行されているのに対し，腸炎の内視鏡診断に対するアトラス的な書物はそれに比べると少ない．

　このように，腸炎の診断は少なくとも消化器内視鏡の世界では独特な領域である．そして，その教科書的な書物は少ない現状にある．次に，腸炎の診断を難しくしている要因について，さらに詳しく解説する．

腸炎の診断は，肺炎や皮膚科疾患の診断に近いが，内視鏡像の情報量の多さや書籍・資料の少なさから複雑で難しい！

腸炎の診断はなぜ難しいのか？

同じ疾患でも個人差があり，同じ個人内でも時間経過で変化する

　潰瘍性大腸炎を例にして考えてみるとわかりやすい（図1）．腸炎の活動性炎症の内視鏡像と言っても，ごく軽い粘膜発赤のみのものから，浮腫の目立つもの，粘膜出血の目立つもの，粘液の付着が目立つもの，びらんや潰瘍を呈するもの，などさまざまである．

　また，潰瘍性大腸炎では再燃，寛解を繰り返す患者が多い．再燃時と寛解時の内視鏡像がまったく異なるのは当然のことだが，再燃時の内視鏡像が初発時や前回の再燃時と異なる場合もしばしばある．さらに，重症度が異なれば内視鏡像が異なってくるのは当然であるが，同じような臨床的活動度でも内視鏡像がまったく異なることもしばしば経験する．罹患範囲についても同様に，患者ごとに直腸炎型，左側大腸炎型，全大腸炎型と異なり（図2），再燃の度に罹患範囲が変わっていくこともある．

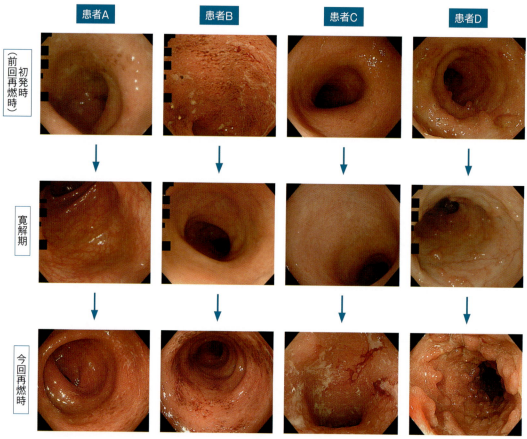

図1　潰瘍性大腸炎の内視鏡所見の個人差と経過による変化
患者ごとに内視鏡像が異なり，同じ患者でも所見が変化していく．

1. 腸炎の内視鏡の特徴

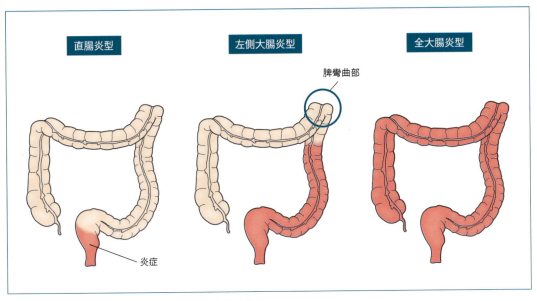

図2　病変範囲による潰瘍性大腸炎の病型分類
直腸炎型：直腸に病変が限局している．
左側大腸炎型：脾彎曲部を超えずに病変がある．
全大腸炎型：脾彎曲部を超えて口側まで病変が広がっている．

　虚血性腸炎も虚血の程度や発症からの時間経過で内視鏡所見がかなり変化することが知られている．筆者の施設では，亜急性期のびらんを伴う縦走傾向の粘膜発赤所見をみかけることが多いが，これは発症後半日～1日程度経た後に内視鏡検査を行うことがほとんどであるため，その時期の虚血性腸炎の内視鏡像をみているからである．
　もっと急性期に内視鏡検査を行うと浮腫が強く，血豆様の出血斑が出現するのが知られている．逆に，もっと遅い時期ではすっかり治ってしまい腸炎の存在すら確認できないか，または瘢痕（時に狭窄を伴う）のみとなっていたりする．
　感染性腸炎に至っては，典型像もはっきりせず，その多くは短期間で治癒してしまう．

　一方，大腸の他の疾患や他の内視鏡領域を考えてみると，個人差による多様性はさほど大きくなく，所見が短期間ではあまり変化しないものがほとんどである．内視鏡は癌などの腫瘍の診断や治療に威力を発揮するツールであるが，多くの腫瘍はさほど形態に多様性はない．胃癌はベースに胃炎があることが多いため，やや形態に多様性があるものの，IIaやIIcなど比較的単純に分類可能である．
　大腸では，pit pattern診断などに細かい点はあるものの，多くの腫瘍性ポリープや大腸癌の形態はいくつかの典型例に分類され，個人差はほとんどない．また，長い期間を経れば進行したり形態が変わったりするが，数ヵ月程度のスパンではあまり変化がないことが多い．炎症でもヘリコバクター・ピロリ関連の胃炎では，除菌治療の前後を除き，短期間に変化するものではない．

したがって，腸炎の内視鏡診断というのは，患者ごと，そして時間経過により非常に多様になりうるという点で他の消化管疾患の診断コンセプトとは異なる．端的にいうと，他の内視鏡診断領域では診断名と内視鏡画像が「1対1対応」（またはそれに極めて近い）なのに対し，腸炎の診断ではそれが多くの場合で「1対多対応」となる（図3）．その点を踏まえて腸炎の診断は行わなければならない．

　しかしながら，腸炎が非常に多様だからといって，典型像がないわけではない．腸炎の診断とはある内視鏡像をみかけたときに自分の頭の中にストックのある過去の画像と比べて，どこが類似していてどこが違うのか，ということを考えながら診断に近づけていく作業である．

　本書では，その一助となるよう，IBDなど比較的よくみる疾患では典型例の写真を掲載することを心掛けた．一方で，めったにお目にかからないようなまれな疾患に関しては，筆者の経験した（一部，親しい先生から拝借した）症例の写真を提示している．症例数が限られるためやや偏りがあるかもしれないが，筆者なりに勉強して典型に近いものだと思っている．

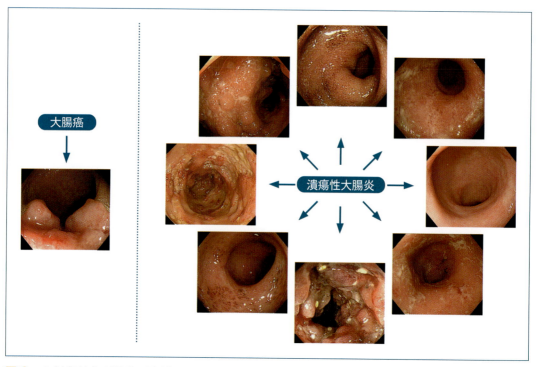

図3　1対多対応の腸炎の診断
大腸癌の場合は患者間で内視鏡像に大差はないが，潰瘍性大腸炎の内視鏡像は多様である．

腸炎の内視鏡像は非常に多様なため診断が難しい．ただし，典型例がないわけではないので，類似画像を頭にインプットし診断を行うべきである！

病理が絶対ではない

多くの医師が勘違いしているのが，「腸炎のゴールドスタンダードは病理診断だ」と思っていることである．この勘違いは，癌の診断においては病理診断がゴールドスタンダードであることに由来する．やはり内視鏡診断学は癌（特に早期癌）の診断学を中心に形成されてきた歴史があるため，どうしても「病理が絶対」と思われている．

しかし，よく考えてみればわかることであるが，癌は上皮細胞が明確な形態変化を起こしそれが増殖するといった疾患のため，形態変化を起こした細胞集団の顕微鏡による観察が最終診断ということは納得できる．

ところが，炎症は1つの細胞が形態変化を起こす現象ではない．そこにある上皮細胞は通常の上皮細胞であるし，浸潤している炎症細胞は通常の炎症細胞である．もちろん慢性の炎症では上皮細胞からなる腺管の構造に変化が生じたり，浸潤する炎症細胞の種類が異なったりすることはあり，そのことが特異的疾患の診断につながることはある．しかし，それでも組織診断上，絶対的に「○○○炎」であるという診断をつけることは不可能である．

感染性腸炎と潰瘍性大腸炎を病理診断上で区別することは，多くの場合で困難であるし，腸炎の病理所見の多くは一言でまとめると「非特異的炎症像」という結果である．そのため，潰瘍性大腸炎疑いの大腸から生検をすると，それが真に潰瘍性大腸炎であろうとなかろうと，まず，「潰瘍性大腸炎で矛盾しない」というコメントが返ってくる（**図4**）．逆に，「潰瘍性大腸炎とは明らかに矛盾するという病理像は何か？」と聞かれれば，そんなものはおそらくないのである（数少ない本当の消化管炎症の病理専門家の先生は，ひょっとしたら「ある」とおっしゃるかもしれない）．

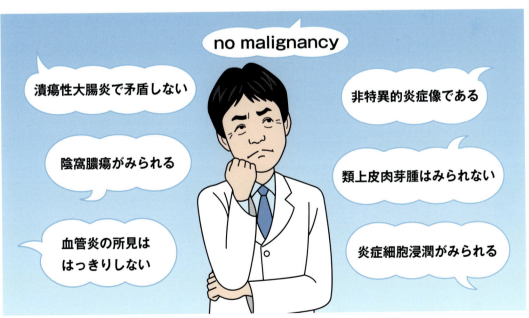

図4　診断に有効とならない病理コメントの例

もう1つの側面として，炎症は面で起こっている事象であり，点でしか評価できない内視鏡生検（病理）では全体像は把握できないという点が挙げられる．例えば，クローン病では非乾酪性類上皮肉芽腫という組織像が特徴的であるが，内視鏡による生検ではたまたま組織を採取したところに肉芽腫が見られればよいが，そうでない場合は（少なくとも組織上は）診断がつかないことになる．

　このように，腸炎の診断に病理診断は限定的であり，腫瘍の診断におけるそれとは明らかに立ち位置が違うのである．したがって，内視鏡医としては病理に頼らない内視鏡診断を行う覚悟が求められるのである．

　炎症は1つの細胞が形態変化を起こすものではないため，病理での確定診断は不可能．腫瘍の診断と腸炎の診断は異なるものである！

非典型例が多い

　腸炎の内視鏡像は多様だが，本書では典型例を提示していると前述した（p.6参照）．しかし，「多様である」を言い換えれば，「非典型例が多い」ということができる（図5）．例えば，潰瘍性大腸炎は「直腸から連続性に」と書かれていることが多いが，時に，直腸に内視鏡的には炎症がない症例を経験する．連続性でなく，skip（離れて存在）して炎症が存在する場合もままある．

　腸管ベーチェット病は，回盲部のバウヒン弁を巻き込む大きな類円形の潰瘍というのが典型像であるが，多くの非典型例もある．あまりに非典型例が多く，特異的病理所見もないことから，よくわからない慢性腸潰瘍がゴミ箱診断のように腸管ベーチェット病とされてしまうきらいがある．

　アメーバ性腸炎は，直腸と盲腸に頂部に粘液を伴うたこいぼ様の多発びらんが特徴的であるが，まれに劇症型アメーバ性腸炎という大腸の広範囲に全層性壊死が進行し，腸管穿孔や多臓器不全を併発するような病態が起こりうる．

　このような非典型例をみたときに，すぐに確実な診断を行うのは困難であるし，あまりにもみたことのない内視鏡像の場合，ひょっとしたら，まだわかっていない，これまでのどの診断名にも当てはまらない新たな疾患なのでは？　と思うことまである．

　腸炎の内視鏡検査では典型例以外の内視鏡像をみることが多い．非典型例の内視鏡像をみても慌てないこと！

1. 腸炎の内視鏡の特徴

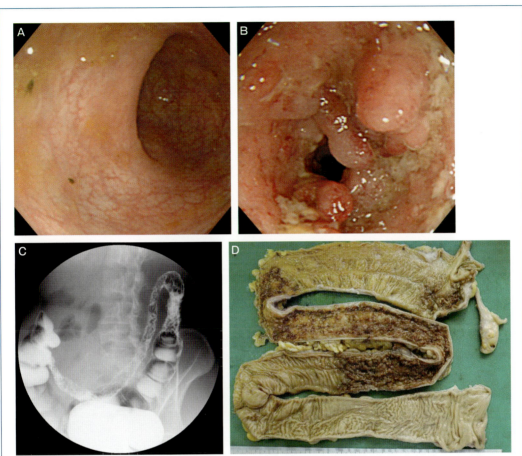

潰瘍性大腸炎の非典型例：直腸に炎症がなく，下行結腸から横行結腸のみに炎症があり狭窄を呈した．
A：直腸，B：下行結腸，C：注腸造影，D：切除標本．

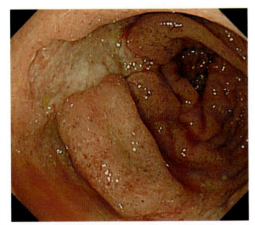

クローン病の非典型例：潰瘍の周囲粘膜にもびまん性の炎症あり．

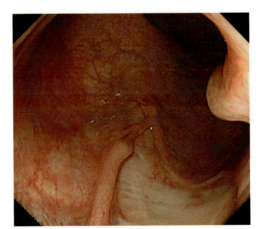

腸管ベーチェット病の非典型例：肛門付近の直腸に潰瘍を形成した．

図5　IBDの非典型例

所見を言語化しにくい

　内視鏡像が多様であることと関連するが，その多様な病変について所見用紙に記載する際，どのような表現をするかについては医師によりさまざまである(図6)．発赤，びらん，潰瘍，浮腫，易出血性，粘液付着，顆粒状，などさまざまな言葉があるが，内視鏡医全体で統一されているとは言い難く，同じ所見をみても医師が違うとその表現の仕方は大幅に異なることが多い．

　これに対し，早期胃癌や早期大腸癌などでは，比較的所見の多様性が少ないことと，先人の内視鏡医の努力のおかげで，その形態の表現はかなり統一されている(IIaや，V_i高度不整など)．所見の表現が統一されていると，内視鏡像の具体的イメージを他者へ言葉で伝えることができる．そして，同じ土俵で議論することができるようになる．

　腸炎の世界では，それがうまくできないため，他者との知識の共有が進まず，結果としてベテラン医師の腸炎に対する知識や経験が，若手の医師や経験の少ない医師に伝わりにくい．

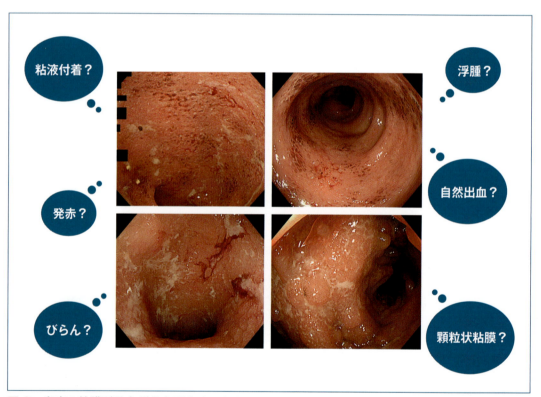

図6　炎症の粘膜所見をどう表現するのか？

腸炎の内視鏡像の所見は表現が統一されておらず，医師によりさまざま．内視鏡像の具体的なイメージを他者に伝えにくいため，知識の共有が難しい！

腸炎の診断力を上げるためには？

このように，個人差や時間的多様性，診断に結びつかない病理所見，多くの非典型例，知識の共有がしにくいなど，腸炎をきちんと診断するのが難しいことには理由がある．

しかし，そうはいっても，ベテラン医師になるとある程度内視鏡検査で診断することができる．例えば，典型的な潰瘍性大腸炎やクローン病などは，IBDの専門医であれば，90％以上の症例で内視鏡所見のみで診断可能である．一方，腸炎を見慣れていない内視鏡医では，内視鏡所見だけでは何の炎症なのかまったく診断ができない医師もいる．そのような内視鏡医が病理のみを重視して一過性の感染性腸炎を「潰瘍性大腸炎」と診断したりしてしまう．

もちろん，そこには経験値の差というものがある．多くの症例を典型例も非典型例も経験すれば自ずと正診率は上がっていくだろう．しかし，それでは多くの経験を積めない環境にいる医師にはいつまでたっても診断力が上がらないことになる．

実は，腸炎を比較的多くみている医師が，腸炎の内視鏡診断に長けているのは，ただ経験値が高いことだけによるものではない．多くの内視鏡を経験する過程で，腸炎患者の内視鏡検査を行うときに何に気を付けなければならないかがわかっていることにも由来すると筆者は思っている．腸炎の診断経験のあまりない医師とは，そもそも内視鏡検査を行う前の心構えから違っているのである．そのことを次項で「腸炎の内視鏡鑑別診断のコツ」として記載する．

 アドバイス 　腸炎の診断の上達には「経験値＋α」が必要である．

腸炎診断の極意

- 腸炎の診断学は，ほかの領域とは異なる独特の世界である．
- 腸炎の鑑別診断にはその特殊性を十分に踏まえたうえでの経験が必要である．

第1章　腸炎の基礎知識

2 腸炎の内視鏡鑑別診断のコツ

　腸炎の内視鏡診断はかなり難しく，また，どんなにベテランの医師が観察しても，絶対に確実な内視鏡診断というのもありえない（例：潰瘍性大腸炎とカンピロバクター腸炎の鑑別など）．さらに，病理診断があまりあてにならない．そのため，検査を行う際には内視鏡像だけではなく，その他の情報もインプットしておき，総合的に診断を行う必要がある．

　ここでは，内視鏡で腸炎の確定診断に至るためのコツや，腸炎の患者に対して内視鏡検査を行う際の心構えを解説する．

漫然と内視鏡を始めない

　内視鏡医のなかには，時々，まったく患者のカルテや，内視鏡依頼の目的を読まずに検査を開始する医師がいる．腸炎診断という意味では（いや，そもそも内視鏡医の態度として），これは言語道断である．腸炎の確実な診断のためには，内視鏡検査を始める前に，これまでの病歴や検査所見などの情報からその患者の診断は何らしいのか？　を考えてから内視鏡検査を始めることが必須である．例えば，虚血性腸炎の場合，左側結腸の典型的な内視鏡像をみれば確かに診断できる．しかし，やや高齢者が夕食後に腹痛を感じ，その後血便が出て来院し，診察時に左側腹部から上腹部に圧痛がある，というような病歴があれば，あえて内視鏡検査をしなくても虚血性腸炎と診断できる．

　潰瘍性大腸炎のような慢性の腸炎と，感染性腸炎との大きな差は，発症してから症状が強くなって病院に来るまでの時間（潰瘍性大腸炎は2週間前後のことが多いのに対し，感染性腸炎は1〜2日以内）であり，それは往々にして内視鏡像の差異よりも確定診断に大きく寄与する場合もある．

　基本的に，内視鏡検査を行う患者のそれまでのカルテ記載や検査所見などをすべて把握しておくべきだが，腸炎の診断に際し，特に内視鏡検査前に頭にインプットしておかなければならない情報は**表1**のとおりである．

■ 患者の年齢

　腸炎では極端な性差がみられることは少ないが，発症の好発年齢がある疾患はあるので，患者の年齢を把握しておくことは重要である（**表2**）．もちろん，高齢発症の潰瘍性大腸炎はしばしばみられるし，若年者の虚血性腸炎もまれにはみられる．そういう知識は持ちつつも，この年齢ではどういう腸炎をきたしやすいかを考えておくことは重要である．

表1　内視鏡検査を開始する前に頭に入れておくべきこと

患者の年齢
症状，いつから症状は出現したか？
検査データ（炎症反応，貧血，栄養状態）
主な既往歴（痔瘻の既往，放射線治療歴など），海外渡航歴
使用薬剤の確認，いつから使用しているか？

2. 腸炎の内視鏡鑑別診断のコツ

表2　腸炎で比較的高頻度にみられる特徴的な病歴

	主症状	好発年齢	発症から受診まで	特異的合併症	その他のkey words
潰瘍性大腸炎	下痢，血便	20〜30代	2〜3週間	PSC，壊疽性膿皮症	自然治癒した血便の既往
クローン病	下痢，腹痛	10代後半	数カ月〜数年	難治性痔瘻，結節性紅斑	上部内視鏡で竹の節
感染性腸炎	下痢，嘔吐	若年者，高齢者	1〜2日以内		自然治癒
アメーバ性腸炎	粘血便		数カ月〜数年	肝膿瘍	男性同性愛者
虚血性腸炎	血便，腹痛	高齢者	数時間	生活習慣病	左上腹部痛
薬剤性腸炎	腹痛，下痢		数日〜数週間		抗生物質，NSAIDs

■ 症状と発症時期

　腸炎の場合は，通常，何らかの症状があるため，その症状を把握して内視鏡検査を開始するのは当然のことである（**表2**）．症状から疾患がほとんどわかってしまうのが前述のように虚血性腸炎である．

　潰瘍性大腸炎は，血便が2週間以上続くというのが基本であるし，逆に血便のまったくない潰瘍性大腸炎というのはめったにない．一方，クローン病は，血便症状はないことが多いが，詳しく問診すると数年前の痔瘻の既往歴があったりする．

　急性の下痢で発症から1〜2日で病院に来るような患者は，IBDよりも感染性腸炎が疑われる．また，感染性腸炎では嘔気・嘔吐などの急性の上腹部症状を伴っていることが多い．アメーバ性腸炎では，粘血便の症状が間欠的に数カ月や年の単位でみられるような患者もいる．

　上記の知識を持ったうえで，内視鏡検査を実際に行う前に，この患者の診断は何なのか？　どんな内視鏡像がみられることが予想されるのか？　を考えてから内視鏡検査を始めるべきである．

■ 検査データ

　「腸炎」というくらいであるから，腸で炎症が起こっている状態である．炎症がある場合は，血液検査などに反映される場合がある．ある腸炎を診断できる特異的な血液マーカーのようなものはほとんど存在しないが（以前は，アメーバ抗体の測定が可能であったが，最近はできなくなった），最低限の検査データはチェックしてから内視鏡検査を始めるべきである．

　チェックすべき項目としては，炎症反応，貧血，栄養状態などが挙げられる（**表3**）．

　慢性の下痢だが炎症反応は正常で，貧血もなく，栄養状態も問題なければ，器質的疾患よりも過敏性腸症候群などの機能的疾患を考えながら内視鏡検査を始めることになる（もちろん，そのような患者でも器質的疾患がある場合もある）．

表3 内視鏡時に確認すべき検査データ

検査項目	確認すべき内容
炎症反応	● 白血球数やCRPなどである．感染性の腸炎などの急性腸炎では上がりやすい．IBD では潰瘍性大腸炎よりはクローン病で炎症反応が高いことが多い． ● 比較的IBDの炎症で特異的に上がる炎症マーカーとして血小板数がある．血小板数が高く若い下痢患者となると，IBDを強く疑うべきである．
貧血	● 現在の出血云々より，どれだけ長い期間出血が続いていたかが貧血と関連することが多い． ● 特に，潰瘍性大腸炎では治療せずに血便症状が続いていた期間が長ければ長いほど貧血の進行度合いは強い．
栄養状態	● 主に血清アルブミンである． ● 慢性的に下痢が続いていたりすると低アルブミン血症になる傾向が強く，IBDなどの慢性炎症の存在を示唆する．

■ 主な既往歴

放射線性腸炎の診断などは，放射線治療の既往があるかどうかの問診がすべてである．痔瘻の既往がある若年者はクローン病の可能性を考えて大腸内視鏡検査を行う．

内視鏡検査を行う前にセクシャリティについての問診（アメーバ性腸炎）までは行えないが，それらしい所見があれば，内視鏡検査後にそのような問診を行うことで，より確実な診断（アメーバ原虫は病理では見逃されることがあるため）への手がかりとなる．

■ 薬剤使用歴

薬剤が原因となる腸炎は比較的多くある（抗生物質起因性出血性腸炎，偽膜性腸炎，NSAIDs起因性腸炎，collagenous colitis，腸間膜静脈硬化症，免疫チェックポイント阻害薬など）．基本的に，原因不明の慢性下痢の患者をみたときには必ず薬剤の影響かどうかを鑑別する必要がある．

そのため，内視鏡検査を始める前に，その患者が現在内服または点滴などで使用している薬剤について把握しておかなければならない．高齢者などでは多数の薬剤を複数の医療機関から処方されている場合があり，それらをきちんと把握しておくことは重要である．

よくあるのが，内視鏡検査を行う施設での処方は確認したけれども，近医の整形外科などでNSAIDsを長期に処方されていたことを見逃しており，NSAIDsの服用が腸炎の原因であったことが診断できなかった，というケースである．

なお，このように患者の情報をインプットしてから内視鏡検査を始めるのは，すでに診断がついているIBD患者に対する場合でも同様である．

例えば，潰瘍性大腸炎患者に内視鏡検査を行う場合であれば，病歴や今の症状，使用薬剤など，すべてを把握したうえで，何を評価するための内視鏡検査であり（炎症の評価なのか，治療の効果判定なのか，癌のサーベイランスなのか，サイトメガロウイルスの感染合併も考えられるような病態なのか，など），検査時に何を観察・評価して，どんな追加検査をすべきなのか（サーベイランスのための生検の必要性や，サイトメガロウイルス検出のための生検の追加など）を内視鏡検査前と内視鏡検査中に常に考えておかなければならない（図1）．

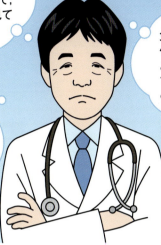

図1　内視鏡検査を行う前に考えることの例

内視鏡検査前には，患者の年齢，症状と発症時期，検査データ，主な既往歴，薬剤使用歴をインプットしておくこと．カルテ記載や内視鏡検査の依頼目的を確認しないことは言語道断！

典型像をある程度インプットしておき，何が疑わしいかを内視鏡検査中に考える

　例えば，腸結核を診断する場合，内視鏡検査の施行中にその潰瘍などの所見をみて「もしかしたら腸結核の可能性があるかも」と考えなければ，必要な検査や適切な対処（例えば，そこから組織を採取し抗酸菌培養に提出する）ができない．

　潰瘍性大腸炎の増悪時には，サイトメガロウイルス感染が合併する場合がある．合併時の特徴的な内視鏡像がある程度インプットされていないと，組織を採取しサイトメガロウイルスの免疫染色などを依頼することを思い浮かばないかもしれない．このように，ある程度の典型像をインプットしておき，「もしかしたら」ということを内視鏡検査中に思い至らなければならない（図2）．

　これは，内視鏡検査中でなければ組織検査や培養検査など，必要な検査のための検体採取が行えない場合があるからである．本書がこの典型像のインプットに少しでも役に立つことを期待している．

内視鏡検査を行う前に典型的な内視鏡像をインプットしておくことで，それぞれの疾患ごとに必要な検査を内視鏡検査中に選択することができる！

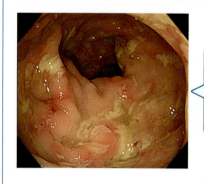

直腸に汚い粘液を伴ったびらんがみられたら
アメーバ性腸炎を疑い，粘液を採取し鏡検に提出する！

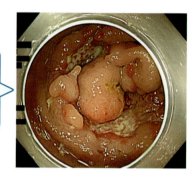

回盲部に輪状傾向の潰瘍がみられたら
組織を採取し，抗酸菌検査に提出する！

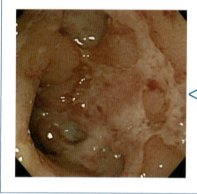

潰瘍性大腸炎で，ステロイド使用中の増悪で打ち抜き潰瘍がみられたら
組織を採取し，サイトメガロウイルスの免疫染色を依頼する！

図2　内視鏡典型像と検査施行中にすべきこと

必ず所見を言語化し，内視鏡診断名をつける

　内視鏡検査終了直後に内視鏡医が内視鏡診断をつけるのは，腫瘍診断も炎症の診断も同じである．上部内視鏡検査で胃にびらんをみつけた際に，それは内視鏡的に良性びらんと考えているのか，それとも早期胃癌の可能性が高いと考えているのか，によって診断名は「良性びらん r/o 早期胃癌」になるか，「早期癌疑い」となるか分かれるであろう．

　病理の判断が出る前に内視鏡医としてその病変が癌らしいのか，それとも癌らしくないけれども念のために生検するのか，それをしっかり考えて内視鏡診断名をつけるべきである．これは内視鏡医の心がけとして当然のことである．

腸炎の診断も基本的には左記と同様である．「何かよくわからない炎症がありました．診断名を大腸炎として生検をしました」では，絶対にダメである．内視鏡検査だけで確実な診断に自信がなくとも，「潰瘍性大腸炎疑い」，「薬剤性腸炎疑い」など，内視鏡医として何らかの診断（疑いでもよい）を記載すべきである．

　そして，所見欄には，「何故その診断としたのか」の根拠を記載すべきである．その際，内視鏡像のどの部分をみて発赤やびらん，顆粒状，などの用語を用いているのかを他人がみても極力わかるように言語化して記載しなければならない．それが，後日の知識共有の基本となるからである．

　もちろん，つけた診断名が外れる可能性はある．しかし，診断名が外れたら外れたで，それはどんな所見を見落としたり，誤って解釈した結果そうなったのかを後からきちんと復習し，次への糧とすべきである．

　ただの「大腸炎」で止まるとそこで何も考えなくなるが，自分は「こういう理由で潰瘍性大腸炎と考える」ということまで，1つの症例で考えておくと，例えそれが間違っていたとしても必ず次回の役に立つものである．

内視鏡検査後は，疑いレベルでもよいので必ず内視鏡診断名と，その診断を下した根拠を記載し知識共有をすべきである．たとえ診断が外れても気にすることはない．ただし，次回に生かせるように，きちんとした復習は必須！

病理医へ何をみて欲しいかを必ずリクエストする

　炎症以外の内視鏡生検はほぼ腫瘍の診断なので，病理の依頼用紙に何も書かなくても，腫瘍かどうかの診断は病理医が勝手にしてくれる．しかし，炎症は病理医に何をみて欲しいのかリクエストしなければ，標本を前にした病理医も何をしてよいかわからず，結局，「〇〇〇の炎症がみられます」というよくわからない診断文が返ってくるだけになってしまう．

　例えば，潰瘍性大腸炎の場合，潰瘍性大腸炎かどうかの診断のための生検なのか，潰瘍性大腸炎とわかっていて組織学的活動度を知りたいのか，dysplasia/cancerの診断をしたいのか，サイトメガロウイルスの合併の有無を知りたいのか，など何を知りたいのかで生検の意味合いは変わってくる．また，collagenous colitisの診断では，collagen bandを病理医にきちんと評価してもらう必要があり，「collagen bandの肥厚がないですか？」という一文を病理の依頼に添える必要がある．病理医に適切なリクエストをするためにも，前述のように，患者の病歴や使用薬剤など必要な情報をしっかりインプットした後に内視鏡検査を始めなければならない．

　つまり，内視鏡医は，「この内視鏡は何のために行っているのか」，「何を知りたいから生検するのか」を必ず理解したうえで内視鏡のファイバーを握らなければならない．これは，腸炎の内視鏡検査の場合に限った話ではない．

　何の炎症か知りたくて病理を提出したのに，病理の結果が「no malignancy」と返ってきて，「そんなんわかってるわい！」と思ったことがある医師も多いことだろう．病理医がそういう返答をするというのは，内視鏡医が適切な依頼文を書いていない，すなわち内視鏡検査や生検の意味合いを考えていないことの裏返しなのである．

アドバイス 患者の情報をインプットしたうえで，病理医には何をみてもらいたいのかを的確に依頼書に記載すべきである．病理医の診断文が不十分だと感じた場合は，自分自身の説明が不足していたことを疑え！

その後の経過を必ずフォローする

　例えば，潰瘍性大腸炎とカンピロバクター腸炎の鑑別は，時にとても難しい．内視鏡検査だけではどちらとも判断できない場合がある．もちろん培養検査など，陽性となれば診断の決め手となる検査もあるが，培養陰性であっても必ずしも細菌性腸炎を否定できるわけではない．

　そのような症例は，結局，経過観察をして，自然に治癒するか？　治癒後再燃するか？　などを見極めるしか確定診断に至る方法がない場合もある．内視鏡検査を行ったときには確定診断に至らなくても，その後の経過が確定診断を教えてくれることがままある．そして，その情報をフィードバックし，内視鏡像をもう1回見直して，どこがその診断らしいといえるのか，どこがそれらしくないのか，などを復習し次の患者の内視鏡診断に生かす必要がある．

アドバイス 内視鏡検査で確定診断ができない場合は，経過観察をして情報をフィードバックすること！

チーム全員で内視鏡像を供覧する

　普通の内視鏡医が普通に大腸内視鏡検査を毎日行っていても，腸炎に出会う頻度はさほど多くない．一方，例えば，IBDの専門医で内視鏡検査を行う医師は，毎日のように潰瘍性大腸炎やクローン病の典型例，非典型例の内視鏡画像をみているかもしれない．

　施設や医師ごとに症例経験に偏りが生じやすく，前述のように，多彩な所見を全員が同じイメージを抱くように言語化するのは困難である．そのため，まれな腸炎の内視鏡画像をチーム全員で供覧することが大事である．そして，カンファレンスなどでその画像所見を言語化して表現し，その所見を少なくとも施設内では共通の言語で語れるようにすることが望ましい．そうすることで，一人ひとりでは出会う頻度が限られるまれな腸炎に対する経験値を増やすことが可能となるだろう（図3）．

2. 腸炎の内視鏡鑑別診断のコツ

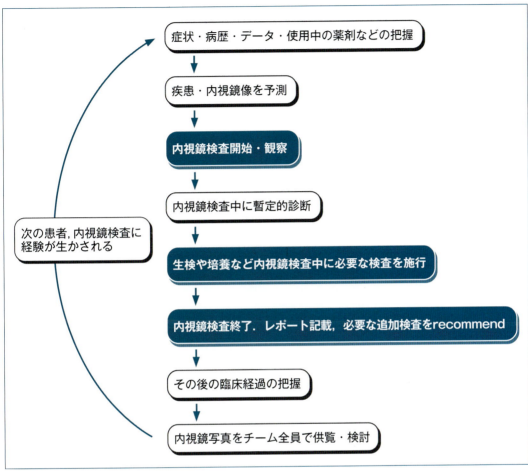

図3　腸炎診断のフローチャート
腸炎の内視鏡診断は，内視鏡検査を開始する前から始まっており，検査終了後も継続している．症例ごとに一連の流れを丁寧に行うことで，腸炎の診断能力が向上する．

 普段の内視鏡検査で腸炎の患者に出会う頻度は多くないためチーム全員で情報を共有し，全員の経験値を増やし，腸炎の鑑別診断スキルを向上すべきである！

腸炎診断の極意

- 腸炎の診断とは，内視鏡像だけでするのではない．
- 症状や病歴はもちろんのこと，内視鏡検査前後に適切にデータや情報を収集して，それらを解釈することまで含んだ総合技術である．

Column ❶ きれいな内視鏡写真を撮るコツ

　内視鏡検査終了後，自分が撮影した写真をみてレポートを書くでしょう．多くの施設ではレポートに写真を貼り付けたりするはずです．また，内視鏡診断の客観性を保つには，チーム全員で供覧して検討することも必要です．そのような場合，きれいな写真が撮れていなければ説得力のあるレポートも書けませんし，チーム全員で所見をdiscussionすることも十分にはできなくなります．

　しかし，腸炎の患者は十分に前処置ができなかったり，血液や粘液が腸粘膜上や内視鏡レンズに付着していたりするため，きれいな写真を撮ることは意外と困難なことが多いものです．そこで，腸炎患者の内視鏡写真をきれいに撮るためのコツを紹介します．

極力，経口腸管洗浄液で前処置を行うこと

　腸炎患者は往々にして下痢をしています．下痢の患者では前処置は不要と考えがちですが，下痢をしていても便は残っていることが多く，血液や粘液がべったり付着していることもしばしばあり，前処置なしでは十分な観察はできません．また，浣腸による前処置では粘膜の洗浄が不十分なことが多いです．

　全身状態などの問題でどうしても飲めない場合は仕方ありませんが，それ以外は極力，経口腸管洗浄液で前処置をしてから内視鏡検査をすべきです．

粘膜および内視鏡レンズをまめに洗うこと

　腸炎患者では血液や粘液が腸管粘膜に付着していることが多くみられます．内視鏡検査を行う場合は，それらをまめに洗浄して写真を撮らなければなりません．そのためには近年普及しているウォータージェット付きスコープが便利です．ウォータージェットでしっかり洗浄してから粘膜の写真を撮りましょう．

　また，内視鏡のレンズにも血液や粘液が付着しやすく，そのような状態で写真を撮ると写真の一部が曇ったり，不鮮明であったりします（図）．内視鏡検査中，レンズの汚れに気づかず，後で写真を見返してみると曇った写真ばかりということもあります．画面をフリーズしたとき，シャッターを切る前に汚れがないかをよく確認することが重要です．

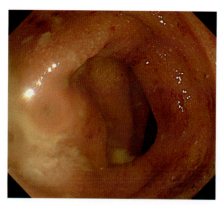

図　不鮮明な内視鏡写真の例
画面左の部分がレンズの汚れで不鮮明になっている．

第2章
腸炎の診断

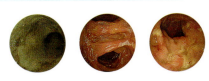

第2章　腸炎の診断

1-1 潰瘍性大腸炎（初発例，軽症〜中等症例）

Key Words　直腸から連続性　／　粘液・浮腫・血管透見消失　／　下痢止め無効

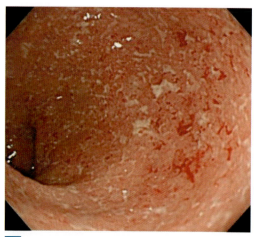

1 発赤・粘液付着・接触出血のみられる典型例

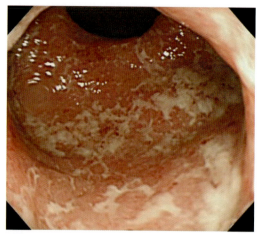

2 肛門縁まで炎症の連続する典型例

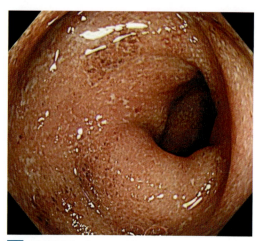

3 粘膜浮腫・うっ血所見が目立つ症例

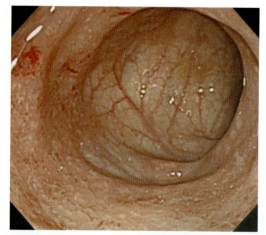

4 S状結腸で正常部分と鮮明な境界を呈している症例

1-1. 潰瘍性大腸炎（初発例，軽症〜中等症例）

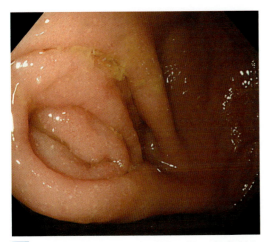

5 左側腸炎型患者の虫垂開口部に炎症がみられた症例

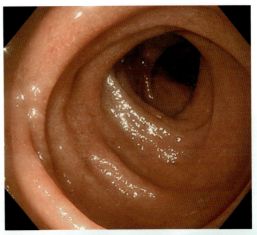

6 正常部との境界が不鮮明な症例

内視鏡所見

- 直腸から連続した全周性の炎症や，粘液の付着，発赤・粘膜浮腫，血管透見の消失，接触出血，非炎症部との境界が明瞭なことも，不明瞭なこともある．
- 左側腸炎型では，虫垂開口部にskip（離れて存在）した炎症所見がみられることがあり，確定診断の一助となる．

疾患概念

- 潰瘍性大腸炎（UC）は，比較的若年者に発症する慢性持続型の大腸の炎症性疾患であり，下痢や血便を主症状とする．
- 原因は不明であるが，免疫機能の異常による自己免疫疾患である．
- 厚生労働省の難病に指定されているが，わが国での患者数は20万人程度と推定され，指定疾患のなかでは最も多い．
- 病勢コントロールのため，生涯治療継続が必要とされている．

> **memo** 潰瘍性大腸炎という疾患名であるが，潰瘍は重症になるまで生じない．

ありがちな病歴の例

- 20代,男性・女性は問わない.
- 2週間続く下痢,血便.排便時に腹痛あり.

どこがありがちなのか？

- 発症は20代が最多(ただし,高齢発症もあり)で,男女比はほぼ同じである.
- 下痢や血便が必発で,感染性腸炎が2週間以上続くことはまれであるので,2週間以上続く症状の場合は潰瘍性大腸炎を疑う.

その他の参考になる病歴

- 最近の禁煙,炎症性腸疾患(IBD)の家族歴,市販の下痢止め無効.

身体所見

- 左側腹部圧迫にて軽度の違和感がある,という程度のことが多い.

その他の検査所見

- 正常～軽度陽性までのCRP,血小板数高値(通常40万/μL以上),貧血,アルブミンの低値,便培養陰性.

鑑別すべき疾患

- 感染性腸炎(特に,カンピロバクター腸炎).

感染性腸炎との鑑別は,どんな名人が診断しても内視鏡所見だけではわからないこともある.そのような場合は,経過を観察するしかない.

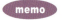
便中カルプロテクチンは感染性腸炎でも高値となるため,潰瘍性大腸炎と感染性腸炎の鑑別診断には有用ではない.

伴いやすい合併症

- 皮膚症状,特に壊疽性膿皮症を伴うことがある.
- 皮膚科で壊疽性膿皮症と診断されて下痢症状がある場合は,大腸内視鏡検査による精査が必要である.

1-1. 潰瘍性大腸炎（初発例，軽症〜中等症例）

▍鑑別診断に必要な疾患知識

- 潰瘍性大腸炎では，下痢や血便がほぼ必発である．20代での発症が最も多いが，高齢での発症もある．男女比はほぼ1：1である．喫煙は潰瘍性大腸炎発症の予防因子であり，最近の禁煙歴も診断の一助となることがある．腹部の圧痛などははっきりしないことが多い．
- 発症時，中等症までの比較的よくみられる潰瘍性大腸炎では，教科書どおり直腸から連続性の炎症の場合が一般的である．症状は，ほぼ毎回下痢であれば全大腸炎型，軟便が混ざるようであれば左側腸炎型，有形便や紙に血液付着程度なら直腸炎型である．

「直腸から連続性の炎症」は絶対な所見ではない．直腸に病変のない例（比較的重症例が多いが）や，病変がskipして存在する例は初発時でもみられる．

- CRPは陰性から軽度陽性までであることが多い．一方，血小板は比較的IBDに特異的なマーカーである．貧血やアルブミン低値は，診断時の重症度より診断までの病歴の長さ（無治療での放置期間）に比例して進行している傾向がある．
- 2週間以上続く感染性腸炎はまれであることから，2週間以上症状が継続することが潰瘍性大腸炎の診断の目安となる．ただし，カンピロバクター腸炎はまれに2週間以上継続することがあるので要注意である．そのため，初回の診断時には必ず便培養を行う．
- 中等症まででではさほど症状が強くないため，2週間くらい経過して市販の下痢止めが効かないことなどで，初めて医療機関を受診する場合も多い．
- 生検組織の病理所見では潰瘍性大腸炎とは診断できない！ と考えておいて間違いない．感染性腸炎と潰瘍性大腸炎（初発例）の鑑別は病理では不可能である．陰窩膿瘍は感染性腸炎でもしばしばみられる．

══ 鑑別診断の極意 ══
- 2週間以上続く，比較的若年者の下痢や血便は潰瘍性大腸炎を疑う！
- 内視鏡所見と臨床経過が診断のキモ！ 病理所見はあまり役に立たない！

第2章　腸炎の診断

1-2 潰瘍性大腸炎（再燃例）

| Key Words | 時に非連続性　／　無症状でも再燃していることあり |

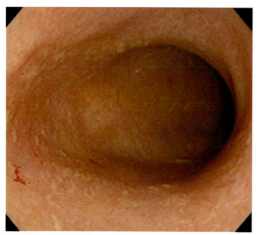

1 軽度の再燃例
血管透見が消失し，粘液が軽度付着している．

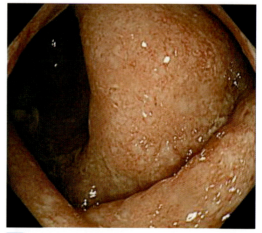

2 もとは全大腸炎型だったが直腸に限局した再燃例
直腸に限局した血管透見の消失と発赤，粘液の付着．

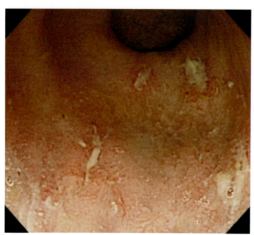

3 便にわずかに血液が付着するのみという症状の症例
直腸にわずかにびらんがみられる．

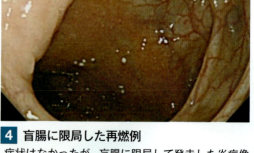

4 盲腸に限局した再燃例
症状はなかったが，盲腸に限局して発赤した炎症像がみられる．

1-2. 潰瘍性大腸炎(再燃例)

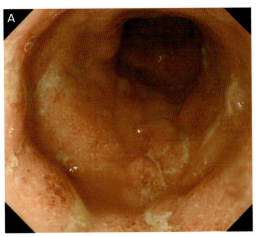 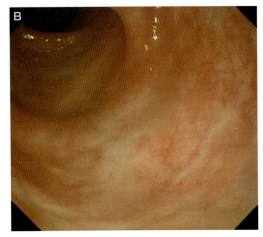

5 初発時は直腸から連続性であったが，下行結腸に限局した再燃例
A：下行結腸に限局した再燃．
B：直腸に炎症の瘢痕のみみられる．

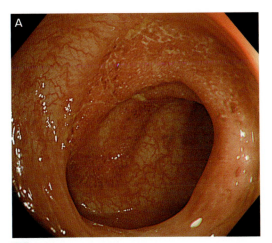 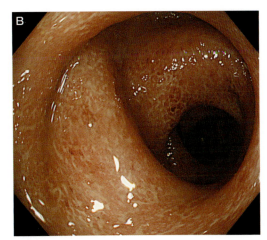

6 直腸からの連続性に加え，横行結腸に部分的に再燃している症例
A：横行結腸にskipした再燃部分．
B：直腸からS状結腸が連続性に再燃している．

> **内視鏡所見**
> - 炎症の程度，範囲はさまざまで，初発時と異なることも少なくない．
> - 直腸から連続性に再燃することもあれば，大腸の一部だけに再燃することもある．
> - 下行結腸より口側が部分的に再燃した場合，本人の自覚症状がまったくないことがある．

疾患概念

- 潰瘍性大腸炎は経過中に再燃しやすい．再燃を早期に診断することが重要であるが，再燃時には直腸に炎症がみられなかったり，大腸の一部だけに限局して再燃したりすることもある．
- 服薬コンプライアンスの不良や，感染の合併が再燃の契機になりやすい．

ありがちな病歴の例

- 潰瘍性大腸炎で定期的にフォロー中であった．最近インフルエンザに罹り，高熱が出た．それ以降下痢気味となった．インフルエンザは数日で回復したが，下痢は収まらず徐々に回数が増加．血液混じりとなってきた．

どこがありがちなのか？
- 感染合併による再燃．ただの風邪などが契機になることもある．
- 感染性腸炎の合併から悪化することも多い．

鑑別すべき疾患

- 感染性腸炎の合併．
- 潰瘍性大腸炎に感染性腸炎（特にカンピロバクター腸炎など）が合併した場合，潰瘍性大腸炎の悪化なのか，感染症を合併しただけなのかの判断は非常に難しい．また，初めはただの感染性腸炎の合併だった（例えば，家族全員が一時的に同様の症状になった場合，初めは感染だったことがわかる）が，ずるずるとそのまま改善することなく悪くなり，潰瘍性大腸炎の再燃に至る場合もある．

> **アドバイス**
> 感染性腸炎合併が疑われる場合は，内視鏡検査を行っても潰瘍性大腸炎の悪化か感染の合併によるものかは内視鏡像からでは判断がつかないことも多い．この際，最も役に立つのは，詳細な問診である（便培養も後付けで感染だったことの証明になることがある）．

鑑別診断に必要な疾患知識

- "再燃をきたす"というのが潰瘍性大腸炎の定義の1つであるため，いつでも再燃は起こりうる．ただし，再燃時に必ずしも内視鏡検査を行う必要があるわけではなく，症状などからどの程度の再燃かを推定することは可能である．

 例えば，有形便で，便と紙に血液が付着している程度の症状であれば，直腸にわずかに再燃しているだけである．

- 内視鏡検査をしても診断や治療方針に役立たないこともあることから，再燃時に内視鏡検査を行う際には，「内視鏡検査を行うことで，どういう情報が得られ，どう治療方針に反映される可能性があるのか？」についてあらかじめよく考えておく必要がある．

鑑別診断の極意

- 再燃時は，初発時と内視鏡像や病変範囲が異なることがしばしばある．
- 再燃か感染性腸炎合併かは，内視鏡検査をしても判断がつかないことがある．内視鏡検査をする時期が適切か？ 目的は何か？ をよく考えること！

第2章 腸炎の診断

1-3 潰瘍性大腸炎（重症例）

> **Key Words** 自然出血 ／ びらん ／ 潰瘍 ／ 時に縦走潰瘍

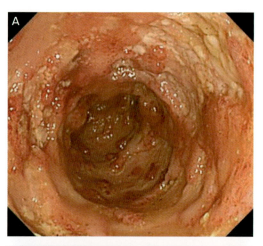
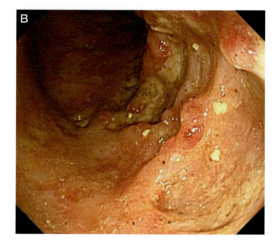
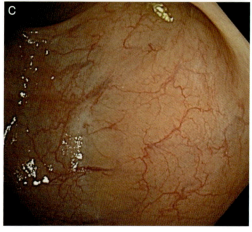

1 潰瘍が目立つ重症例
A：縦走傾向のある潰瘍がみられる．クローン病と違い，潰瘍以外の部分にも炎症所見がある．
B：打ち抜き様の大きな潰瘍が目立つ部分もある．
C：寛解後の状態．

1-3. 潰瘍性大腸炎（重症例）

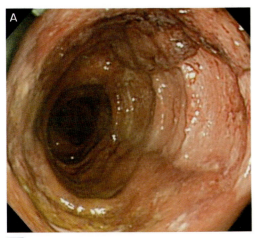
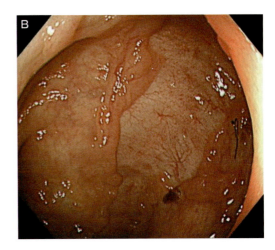

2 縦走する粘膜欠損のある症例
A：前処置をしていないため画面がやや汚い．
B：寛解後．粘膜欠損部分に上皮が再生している．

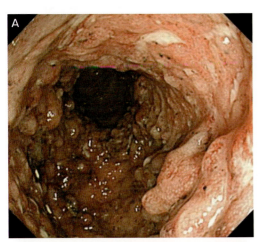
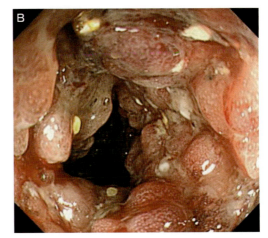

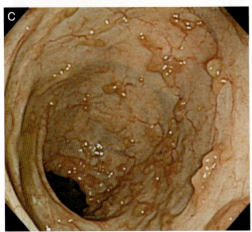

3 偽ポリポーシスが目立つ重症例
A：炎症部にポリポーシス様変化が目立つ．
B：粗大顆粒状の変化をきたし，やや炎症性狭窄となっている．
C：寛解後の状態．

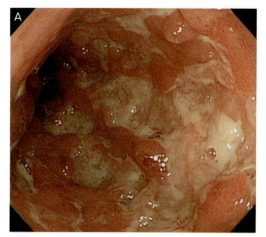
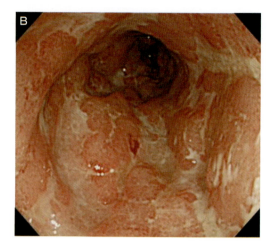

4 重症再燃後の治療抵抗例
A：重症再燃時．B：抗TNF-α抗体で治療するも奏効せず手術となった(p.35の図参照)．

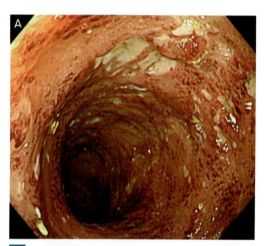
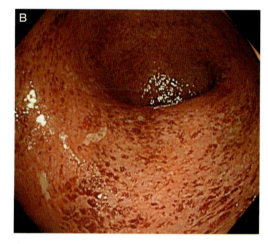

5 右側結腸により重症所見がみられる症例
A：横行結腸は潰瘍を形成しつつある．B：直腸の像．粘膜病変であり，さほど重篤な所見ではない．

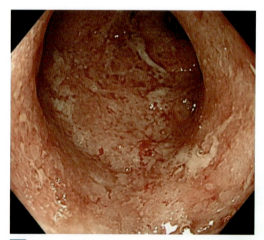
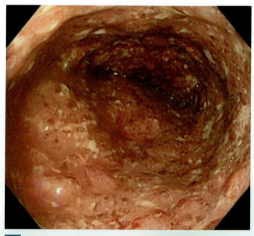

6 潰瘍は形成していない重症例
粘膜病変が主だが浮腫が目立ち自然出血がみられる．

7 浮腫と接触出血が目立つ重症例
粘膜浮腫，粘液付着，出血が目立つ．

1-3. 潰瘍性大腸炎（重症例）

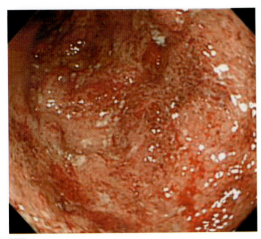

8 粘膜出血が目立つ症例
発赤が強く粘膜出血が著明である．

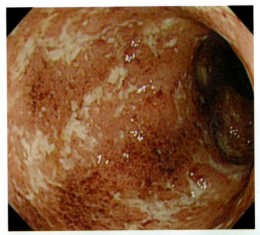

9 縦走するびらんがみられ，潰瘍に進展する手前の症例
縦走するびらんが数条みられる．

内視鏡所見

- 高度の出血，びらん，潰瘍などがみられる．介在粘膜にも炎症を伴う縦走潰瘍を呈することがある．
- 時に，右側結腸優位に高度炎症が存在する．

疾患概念

- 潰瘍性大腸炎のうち高度な下痢や血便がみられ，腹痛や発熱の全身症状を伴うもの．
- 食事をすると腹部症状が悪化し，食事が摂れないような症例は，入院の絶対適応となる．

ありがちな病歴の例

- 30代の患者．20代に潰瘍性大腸炎を発症して治療されていたが，症状が落ち着いていたので途中から来院せず，服薬も中止していた．その後，数年間，特に症状はなかったが，数週間前から下痢や血便が出現．放置していると徐々に悪化し，必ず血液が混じる下痢が20行以上/日，夜間排便頻回，腹痛あり，食事を摂ると腹痛が増強するため摂食不良．39℃近くの発熱を認める．

どこがありがちなのか？

- 治療自己中断は，重症再燃のリスクである．

その他の参考になる病歴
- 治療の自己中断など，服薬コンプライアンスの不良．

身体所見
- お腹を抱えてうずくまるような腹痛．局所の圧痛ではなく，全体に痛い感じ．

その他の検査所見
- 高度のCRP，血小板数の高値，貧血，アルブミンの低値，便培養陰性．

 重症時には，腸管感染症を合併していることもあるので，便培養，CDトキシンの検査は必ず行う．

鑑別すべき疾患
- ステロイド使用例などでは，サイトメガロウイルス（CMV）感染合併を疑い，鑑別する必要がある（血液によるCMVアンチゲネミア法や，粘膜組織の免疫染色，PCR法など）．

 打ち抜き潰瘍はCMV合併のサインとよく言われるが，CMV合併がなくとも，重症例では打ち抜き潰瘍をきたす．

- 重症例の潰瘍は，しばしば縦走潰瘍の形態を呈する．縦走潰瘍だからといってクローン病と診断してはならない．潰瘍周囲の粘膜，炎症の連続性，患者の臨床経過などから，通常，クローン病との鑑別は容易である．

 大腸内視鏡の前処置は，患者の状態が許せば行ったほうがよい．頻回の下痢であってもやはり前処置をしないと便汁や血液などで観察が不良となることが多い．

伴いやすい合併症
- より重症化すると，中毒性巨大結腸症や腸管穿孔などを合併し，重篤な転帰をたどることがある．

1-3. 潰瘍性大腸炎（重症例）

鑑別診断に必要な疾患知識

- 潰瘍性大腸炎で重症発症する例はさほど多くない（10%以下）. どちらかというと, 潰瘍性大腸炎と診断されていたが, 服薬を自己中止していたり, 服薬コンプライアンスの悪い症例などで, 重症再燃をきたすことのほうが多い.
- 通常, 潰瘍性大腸炎の悪化の順序として, 下痢・血便回数の増加→腹痛の出現→発熱などの全身の炎症症状の出現と経過する.
- 重症例では, 炎症の最強点はしばしば右側結腸にみられる. 重症例ではS状結腸くらいまでしか観察しない場合もあると思われるが, それでは最も重症な部分を観察できていない可能性がある. そういう意味では, 重症例も全大腸を観察したほうがよいが, 全身状態などでそれが許されない場合は, CTなどで腸管炎症の全体像を把握する必要がある. CTは, 中毒性巨大結腸症の鑑別診断にも有用である.
- 重症例では, 通常, 高用量ステロイドやタクロリムスなどのカルシニューリン阻害薬などによる治療が必要となる. 抗TNF-α抗体も使用可能であるが, 奏効率はあまり高くないこと（50%前後）に注意しなければならない（図）.
- 治療に反応しない場合, 全身状態の悪化をきたす前に全大腸切除の手術に踏み切る判断も必要である.

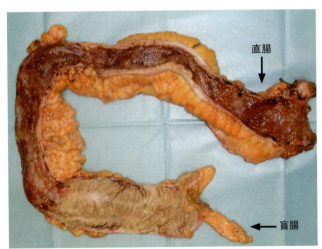

図　抗TNF-α抗体不応例の手術切除標本：4
肝彎曲辺りまでの高度な炎症（右上が直腸, 右下が盲腸）.

鑑別診断の極意

- 治療中断例は思わぬ重症再燃をきたすので要注意！
- 炎症最強部位はしばしば右側結腸にある.
- 広範な潰瘍があっても, 必ずしもサイトメガロウイルスの再活性化とは限らない.

第2章 腸炎の診断

1-4 潰瘍性大腸炎（dysplasia/cancer）

Key Words 長期罹患 ／ 慢性持続 ／ 色素撒布 ／ NBI

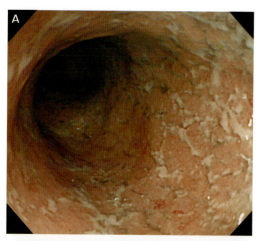
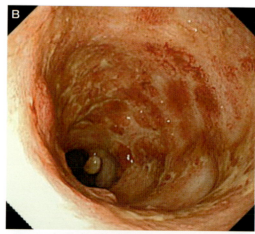
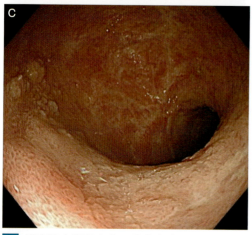
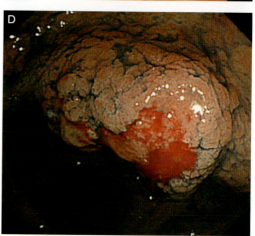

1 潰瘍性大腸炎由来の発癌時系列（イメージ）
発癌の時系列は「A→B→C→D」の順である．
A：非腫瘍性の炎症性粘膜．
B：dysplasiaが一部発生した粘膜（画面左）．
C：直腸のhigh-grade dysplasia（写真下半分全域）．
D：潰瘍性大腸炎由来のcancer．

1-4. 潰瘍性大腸炎（dysplasia/cancer）

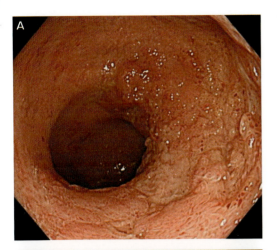
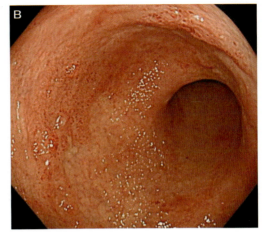
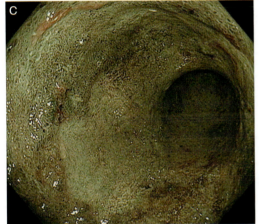

2 直腸の3/4周性に広がるLST-G様の病変

A：組織学的にはhigh-grade dysplasia/cancer. ただし，隆起のない部分（画面10時方向）からの生検でも腫瘍を検出.
B：やや口側の所見（通常光）. 不整形の低い隆起がみられ，すべてhigh-grade dysplasia.
C：同部分のNBI像.

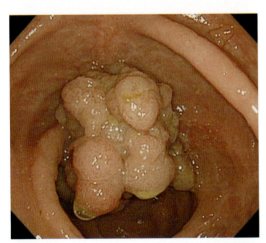

3 盲腸にできた潰瘍性大腸炎関連の隆起性大腸癌

腫瘤の周囲（12時方向，3時方向などがわかりやすい）に炎症所見がある.

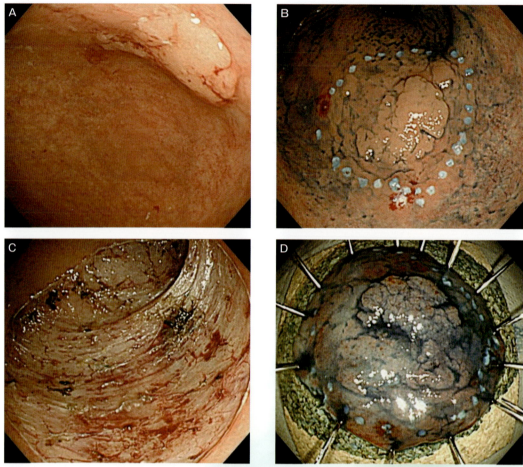

4 ESDを施行した潰瘍性大腸炎由来の早期大腸癌の症例
A：直腸に10mmほどのIIa病変．B：ESD前のマーキング．C：ESD終了後．D：切除標本．

> **内視鏡所見**
> - 背景粘膜から軽度隆起していたり，発赤がみられるような所見であることが多い．ただし，まったく判別がつかないこともある．
> - 内視鏡的に領域が追える場合でも，その領域を越えてdysplasiaが広がっていることがある．

ありがちな病歴の例

- 40代，女性．20年前発症の潰瘍性大腸炎で慢性持続型．最近は免疫調節薬および抗TNF-α抗体を使用していたが粘膜治癒には至らず，4～5行/日の排便で，時に血液が混ざる状態が続いていた．毎年内視鏡検査を行うように勧められていたが，忙しくて最近3年ほど行っていなかった．

どこがありがちなのか？
- 長期罹患，かつ炎症が長時間持続している．

1-4. 潰瘍性大腸炎（dysplasia/cancer）

その他の参考になる病歴・検査所見

- 時に，CEAは高値を示す．ただし，その場合すでに進行癌である可能性が高い．
- その他の血液マーカーや便中マーカー（カルプロテクチン，便潜血）でdysplasia/cancerができたからといって特異的に動くものはない．

鑑別すべき疾患

- ただの潰瘍性大腸炎による炎症性粘膜なのか，neoplasticな変化が発生しているのかを鑑別する．時に，鑑別が非常に難しい場合がある．

鑑別診断に必要な疾患知識

- 潰瘍性大腸炎の長期罹患患者では大腸発癌リスクが上昇する．一般人と比べて1.6〜2倍の発症リスクで，罹患10年で1％，20年で2％，20年以上で5％の発症率などと報告されている．潰瘍性大腸炎からの発癌リスク因子の主なものとして，長期罹患（7年以上），若年発症，罹患範囲の広さ（左側腸炎型＜全大腸炎型），炎症の強さ，狭窄の存在，原発性硬化性胆管炎の合併，などが挙げられる．
- 通常の大腸癌が，まず周囲粘膜と明瞭な境界を有する腺腫を形成し癌へと進行するのに対し，IBD 関連大腸癌では，周囲粘膜との境界がしばしば不鮮明で明瞭な隆起をあまり形成しないdysplasiaを経た後に癌化する．さらに，dysplasia/cancerは，もともと凹凸不整のみられる炎症性粘膜から平坦で境界不明瞭な形で発生するため，往々にして早期発見が難しく，進行癌に至っても粘膜に明瞭な隆起を形成しないものも多い．
- 潰瘍性大腸炎由来の発癌では，炎症の程度が強く，かつ長期継続している（た）症例ほど発癌リスクが高い．発症後，7〜8年を経過した潰瘍性大腸炎の患者に対して最初のサーベイランスを行い，以降，その患者の過去，現在の炎症の程度などを参考に，定期的（1〜3年ごと）にサーベイランス内視鏡検査を行う．内視鏡像がしばしば不明瞭であるため，色素撒布やNBI（狭帯域光観察）などを用いて腫瘍性変化の疑わしい場所を狙って生検を行う．ベースに炎症があるため，pit pattern診断やNBIを用いた観察でもdysplasia/cancerと確定診断するのは難しく，怪しいと思われた場所は積極的に生検を行う．
- 潰瘍性大腸炎のdysplasia/cancerの治療方針は，以前は，high-grade dysplasiaまたはcancerが検出されると全大腸切除，low-grade dysplasiaではcareful follow-up，または全大腸切除も考慮とされていた．近年では，内視鏡診断の向上により，境界明瞭なdysplasiaに対しては内視鏡切除も行われている．

鑑別診断の極意

- 長期罹患かつ炎症持続の潰瘍性大腸炎は dysplasia/cancer の可能性を考えながら内視鏡検査をする．
- 特に直腸は好発部位なので要注意．診断に迷ったら生検を行う！

第2章　腸炎の診断

1-5 潰瘍性大腸炎（サイトメガロウイルス合併例）

Key Words　ステロイド使用中の悪化 ／ 潰瘍形成 ／ 免疫染色 ／ 血中CMV抗原

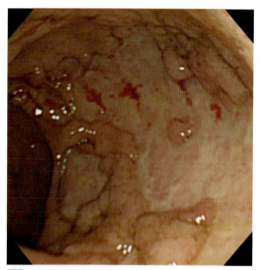

1 広汎に粘膜が脱落した症例

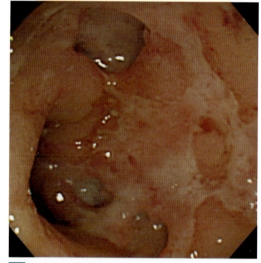

2 打ち抜き潰瘍がみられる症例

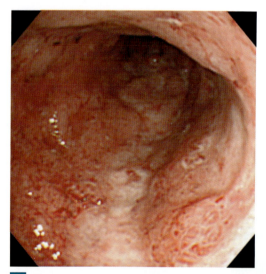

3 縦走潰瘍がみられる症例

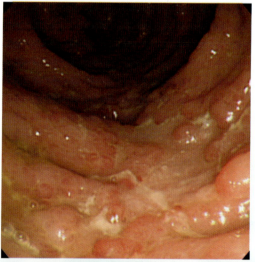

4 不整形潰瘍がみられる症例

1-5. 潰瘍性大腸炎（サイトメガロウイルス合併例）

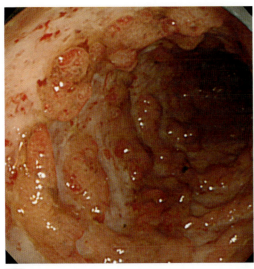

5 敷石状外観がみられる症例

> **内視鏡所見**
> - 広汎粘膜脱落，打ち抜き潰瘍，縦走潰瘍，不整形潰瘍，敷石状外観など．

疾患概念
- サイトメガロウイルス（CMV）は，小児期までに不顕性感染を起こし，以降，体内に潜在しているウイルスである．通常の免疫状態では再活性化することはないが，免疫状態が低下すると，帯状疱疹ウイルスなどと同様，再活性化することがある．
- 特にステロイド使用中の潰瘍性大腸炎の患者では，病変部である大腸において再活性化することがある．その場合，下痢や血便の悪化，発熱などを生じ，潰瘍性大腸炎自体の悪化によるものか，CMV感染合併による症状の悪化によるものかの鑑別が困難な場合がある．

ありがちな病歴の例
- 30代，男性．以前より潰瘍性大腸炎にてフォロー中であった．重症に近い再燃をきたしたため，入院のうえ，プレドニゾロン40mg/日を投与開始．当初，改善傾向にあったが，投与開始1週間後から症状が再増悪．便回数の増加，腹痛，38℃の発熱がみられるようになった．

どこがありがちなのか？
- ステロイド投与中の悪化．
- いったんよくなりかけたのに，再び悪化傾向になる経過が多い．

その他の参考になる病歴
- ステロイド投与中の症状の悪化が典型的だが，まれにステロイド未投与の患者や他の免疫抑制薬を使用中の患者にも起こりうる．

身体所見
- 腹部全体に軽度の圧痛．

その他の検査所見
- 大腸粘膜組織像：核内封入体（フクロウの眼：owl eye）の検出．
- 大腸粘膜組織：CMV免疫染色陽性，CMV-PCR陽性．
- 末梢血中CMV抗原（C7-HRP，C10/C11）陽性．

鑑別すべき疾患
- 潰瘍性大腸炎自体の増悪．

鑑別診断に必要な疾患知識
- 潰瘍性大腸炎の免疫抑制治療中（特にステロイド治療中）にCMV感染の再活性化をきたし，それにより病勢に悪影響を及ぼすことがある．CMVの再活性化は，不十分な量のステロイドなどを投与され，炎症が完全に鎮静化しないにもかかわらず，免疫不全状態となったときに起こりやすい．CMV再活性化を起こしているかどうかについては，大腸粘膜の免疫染色やPCR，末梢血中のCMV抗原の検出などにて評価する．
- 内視鏡像は，広汎粘膜脱落や打ち抜き潰瘍像が特に特異性が高い．しかし，まれに潰瘍を呈しないような症状が落ち着いた粘膜でも，CMV再活性化がみられることもある．
- CMV再活性化の際，ガンシクロビルなどによる抗ウイルス治療が必要かどうかについては議論のあるところであるが，大腸粘膜免疫染色陽性，血液中CMV抗原が高値陽性（通常，5個以上検出）などで，予期しない症状の増悪などがみられる場合は抗ウイルス療法が奏効する．

CMV陽性例すべてに抗ウイルス療法が必要なわけではない．特に粘膜PCRは感度が良すぎるため，治療不要なCMVの存在を検出することもある．

わが国では，小児期にCMVは不顕性感染を経験していることがほとんどであったが，最近の過衛生状態などにより，CMV感染率が低下してきており，成人でもCMV-IgGが陰性である例が増加している．
CMV未感染者の潰瘍性大腸炎に対し免疫抑制治療を行った場合に，CMV初感染をきたすことがある．この際も，再活性化と同様，潰瘍性大腸炎の増悪のような症状を呈する．

鑑別診断の極意

● ステロイド使用中の悪化では常にCMV感染合併を念頭に置く！

● 内視鏡所見でCMV感染を疑えば，病理医に免疫染色の依頼と血中CMV抗原の提出を行う.

第2章 腸炎の診断

1-6 潰瘍性大腸炎（PSC関連腸炎）

> **Key Words**　右側結腸優位 ／ 非典型炎症像 ／ 発癌リスク

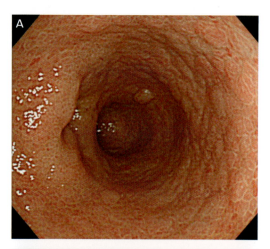
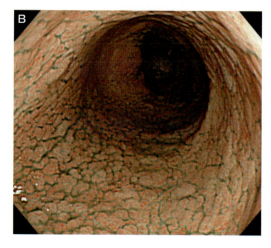
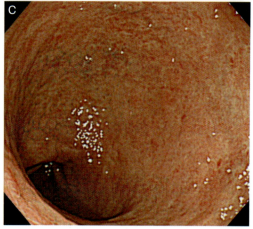

1 右側結腸優位に顆粒状変化の目立つPSC合併腸炎の症例
A：盲腸.
B：インジゴカルミン撒布像（上行結腸）.
C：横行結腸.

44

1-6. 潰瘍性大腸炎（PSC 関連腸炎）

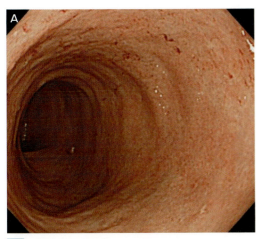
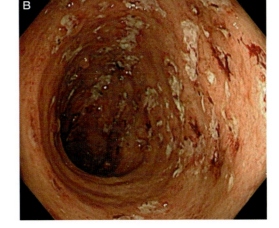

2 寛解期と活動期に内視鏡を施行した症例
A：比較的落ち着いている時期（横行結腸）．
B：活動期．

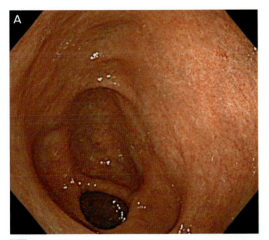
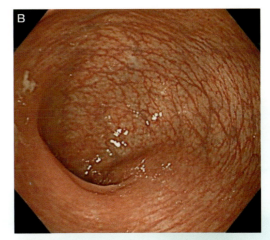

3 右側結腸に軽度の炎症があり，直腸はほぼ正常な症例
A：盲腸．
B：直腸．

内視鏡所見

- しばしば右側結腸優位の炎症である．
- 血管透見が完全に消失しない細顆粒状の発赤像を示すことが多い．

疾患概念

- 原発性硬化性胆管炎（PSC）は比較的まれな肝臓や胆道の慢性疾患である．肝内・肝外胆管に慢性的な炎症および線維化を引き起こし，胆管の狭窄や閉塞により最終的に胆汁性肝硬変に至る．
- 効果的な治療法はなく，肝不全に至った場合は，肝移植を考慮する必要がある．
- 炎症性腸疾患（IBD）の数％にPSCを合併し，PSCからみると高頻度（20〜80％程度と報告により差がある）にIBDを合併する．一般に潰瘍性大腸炎の合併が多いと言われているが，潰瘍性大腸炎としても，通常の潰瘍性大腸炎とは内視鏡像や病態が異なる場合が多く，PSC関連腸炎という別の疾患概念とする考えもある．

ありがちな病歴の例

- 20代，男性．皮膚黄染とかゆみを主訴に来院．下痢気味．

どこがありがちなのか？

- 下痢や血便症状はあまりひどくないことも多い．腹部症状を欠くこともある．
- 右側結腸優位の炎症では症状が出にくい．

その他の参考になる病歴・検査所見

- 直接ビリルビン優位のビリルビン上昇，胆道系酵素の上昇，CA19-9の上昇．
- MRCPなどの胆道系画像検査において，肝内・肝外胆管の不整な狭窄や拡張像．

鑑別すべき疾患

- 潰瘍性大腸炎に近い所見の場合が多いが，クローン病に近いこともまれにある．

鑑別診断に必要な疾患知識

- PSCには通常，潰瘍性大腸炎が合併するといわれるが，右側優位の炎症が多いこと，血便の自覚症状が少ないこと，内視鏡所見も通常の潰瘍性大腸炎とは若干異なること，などから通常の潰瘍性大腸炎とは異なるという考え方もある．
- 治療法は，通常の潰瘍性大腸炎治療に準ずるが，PSCで胆管感染を繰り返す場合，免疫抑制治療を行うことが困難であり治療に難渋することもある．また，欧米の報告では，PSCを合併した潰瘍性大腸炎は大腸発癌のリスクが高いと言われている．
- PSC自体にも肝癌や胆管癌の発症のリスクがある．

鑑別診断の極意

- PSCの患者をみたら，無症状でも大腸内視鏡検査を！
- 大腸癌および胆管癌に注意！

第2章 腸炎の診断

1-7 潰瘍性大腸炎（5-ASA不耐例）

Key Words　下痢の悪化 ／ 腹痛 ／ 発熱 ／ 倦怠感 ／ 広汎粘膜脱落

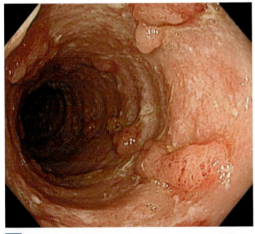

1 広汎に粘膜障害を生じた5-ASA不耐例①
広汎に粘膜が脱落し，上皮がやや再生してきている（横行結腸）．

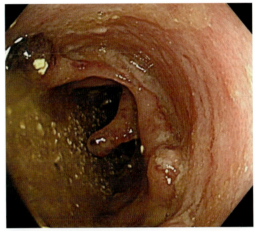

2 広汎に粘膜障害を生じた5-ASA不耐例②
上行結腸の半周以上の粘膜欠損．

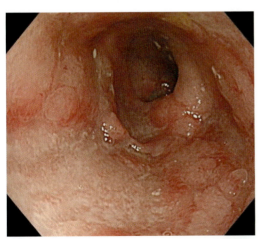

3 広汎に粘膜障害を生じた5-ASA不耐例③
広い縦走潰瘍と上皮の再生（S状結腸）．

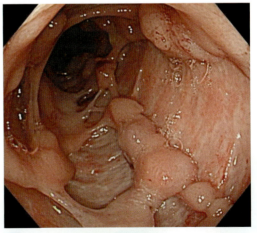

4 広汎に粘膜障害を生じた5-ASA不耐例④
深い縦走潰瘍（S状結腸）．

内視鏡所見

- 5-ASA不耐による高度の症状悪化例では，縦走潰瘍や全周性の粘膜欠損を広範囲に生じる．S状結腸から盲腸まで断続的にみられる例もある．
- 左側型の潰瘍性大腸炎で，もともと炎症のなかった上行結腸や横行結腸に潰瘍や粘膜欠損を新たに生じる場合もある．

疾患概念

- 潰瘍性大腸炎の初発例に5-ASA製剤を投与すると，時に下痢症状が悪化する症例がある．発熱や倦怠感を伴うことも多い．

ありがちな病歴の例

- 初発の潰瘍性大腸炎症例．5-ASA製剤を投与開始したところ，いったんやや下痢症状は改善したが，服用開始1週間後から下痢・血便の増加，腹痛，38℃を超える発熱が出現．

どこがありがちなのか？

- 5-ASA製剤を飲み始めて1週間くらい経ってから，突然悪化し始める．

その他の検査所見

- 5-ASA高度不耐例は，38℃を超える発熱，CRPの高度上昇（10mg/dLを超えることも），アルブミンの低値（3.0g/dL以下となる）を呈する．
- 肝障害を合併することがある．

> **アドバイス**　5-ASA不耐例において咳などの呼吸器症状を伴う場合，薬剤性肺炎をきたしている場合がある．この際，特徴的な器質化肺炎のX線およびCT像となるので知っておいたほうがよい（図）．なお，腹部症状の悪化を伴わない薬剤性肺炎の場合もある．

鑑別すべき疾患

- 潰瘍性大腸炎の純粋な悪化，サイトメガロウイルス（CMV）感染の合併．CMV感染はステロイド使用例では疑う必要がある．

1-7. 潰瘍性大腸炎（5-ASA 不耐例）

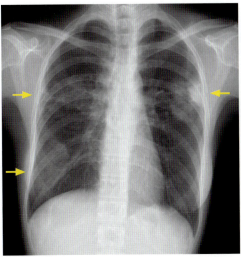
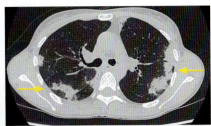
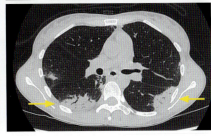

図　5-ASAによる器質化肺炎
両肺末梢優位の気管支透亮像を伴うまだらな浸潤影（矢印）．

鑑別診断に必要な疾患知識

- 潰瘍性大腸炎にまず使われる治療薬として5-ASA製剤がある．5-ASA製剤は比較的安全な薬剤であるが，時に副作用（不耐例）を生じる．特に，5-ASAを服用することにより下痢症状が悪化するという特徴的な副作用がある．
- 不耐症状には，下痢が高度に悪化し発熱や腹痛，炎症反応の著増，高度の倦怠感などがみられる強いものから，下痢が少し悪化する程度で全身症状を伴わない軽いものまである．両者の発生機序に違いがあるのかはわかっていない．現在，3製剤ある5-ASA（ペンタサ®，アサコール®，リアルダ®）のすべてで起こりうるが，ある特定の製剤のみに不耐となる場合もある．注腸や坐剤でも同様の症状をきたすことがある．
- 5-ASA不耐例は近年増加傾向にあり，成人では5％以上，小児では10％以上が不耐症状を示す．頻度は意外と高いことを知っておかねばならない．
- 症状は，5-ASA製剤の投与を中止することで改善するが，しばしば薬剤の副作用であることと認識されずに，不適切に強力な免疫抑制治療が行われるので注意が必要である．

鑑別診断の極意

- 5-ASA製剤の投与開始後の症状悪化は5-ASA不耐を疑え！

第2章 腸炎の診断

2-1 クローン病（典型例）

Key Words　縦走潰瘍 ／ 敷石状外観 ／ 全層性炎症 ／ 回盲部 ／ 肛門病変

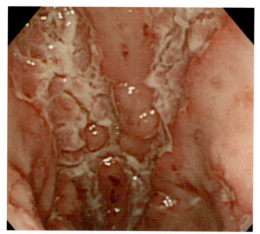

1 縦走潰瘍・敷石状外観

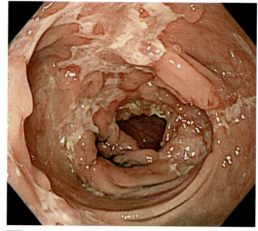

2 縦走する不整形潰瘍

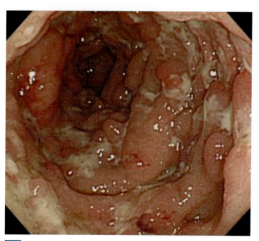

3 縦走する不整形潰瘍・敷石状外観

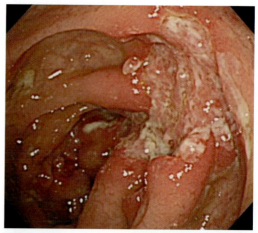

4 不整形・類円形潰瘍①

2-1. クローン病（典型例）

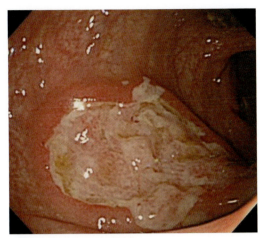
5 不整形・類円形潰瘍②

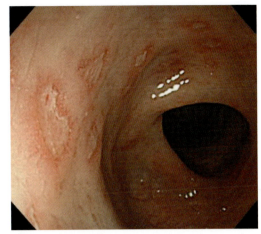
6 アフタ性病変

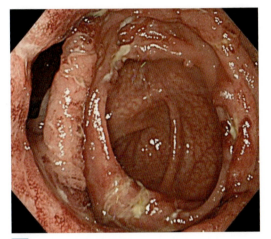
7 バウヒン弁の変形

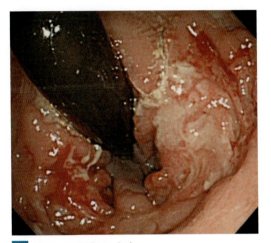
8 直腸・肛門部の病変

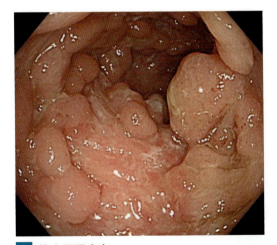
9 終末回腸病変

内視鏡所見

- 縦走潰瘍，敷石状外観，不整形～類円形潰瘍，多発病変，非連続病変(skip lesion)，正常粘膜の介在，全層性炎症などが典型的所見である．
- 右側結腸～回盲部が好発部位であるが，消化管のどの部位にも病変をきたしうる．

疾患概念

- 若年者(特に10代後半)に好発する原因不明の消化管の炎症性疾患．免疫異常がその本態と考えられている．
- 全消化管に非連続性に全層性の潰瘍病変を生じるが，病変の好発部位は，小腸や大腸，肛門である．病変が進行すると，瘻孔や狭窄などの腸管の変形をきたす．
- 難治性の肛門病変(痔瘻)の合併も特徴的である．

ありがちな病歴の例

- 18歳，男性．2年くらい前から時々，下痢や腹痛を自覚していたが，しばらく我慢していると自然に軽快するため放置していた．2カ月前に肛門部の腫脹・疼痛を主訴に肛門科受診したところ痔瘻を指摘．その際，クローン病を疑われ内視鏡検査を施行した．

どこがありがちなのか？

- 10代の痔瘻．
- 腹部症状は一定せず，自然経過で悪化や軽快を繰り返す．

その他の参考になる病歴

- 繰り返す不明熱，結節性紅斑の合併や既往，成長障害，体重減少．

身体所見

- 右下腹部に圧痛，肛門周囲の腫脹，圧痛．
- 結節性紅斑の出現が診断のきっかけになることがある．

その他の検査所見

- CRPの上昇(上昇しない例もある)，血小板数の上昇，アルブミンの低値．

鑑別すべき疾患

- 回盲部が主座ということで腸結核との鑑別が難しい場合がある．腸管ベーチェット病も要鑑別である．アメーバ性腸炎は典型例を把握していればおおむね鑑別可能である．
- 感染性腸炎ではエルシニア腸炎が終末回腸に潰瘍を形成することがある．悪性疾患ではまれに腸管のリンパ腫が鑑別に挙がる場合があるが，生検で鑑別可能である．

鑑別診断に必要な疾患知識

- クローン病の多くは10代に発症する．わが国では男性で頻度が高く，女性の約2倍である．

- 下痢や血便というほぼ必発の症状がある潰瘍性大腸炎に対し，クローン病の症状は患者により一定しない．症状のはっきりしない若年者に内視鏡検査を行うという判断にはなりにくいため，確定診断が遅れることがままある．

- 腹痛と下痢の症状が多いが，腹部症状をまったく欠くような患者も存在する．特に小児では繰り返す発熱や成長障害（背が伸びない）などが発見の契機となることもある．また，若年者の痔瘻の存在および既往は特にクローン病を疑う所見であり，そのような患者には積極的に大腸内視鏡検査を勧めるべきである．

- 縦走潰瘍や敷石状外観，skip lesionが典型的内視鏡所見である．特に，どのような病変でも縦走傾向にあること，正常腸管部分が介在して病変部がskipして多発すること，全層性で深い潰瘍の形成が重要である．なお，軽症の場合，まだ潰瘍を形成するに至らず，びらんやアフタ性病変にとどまる状態で見つかることもある．また，回盲部には病変があることが多く，バウヒン弁の変形や破壊，狭窄などもクローン病を示唆する所見である．

- 病理像では，非乾酪性類上皮肉芽腫の検出がよく知られているが，内視鏡下の生検では検出される頻度は少ないことを知っておかねばならない．わが国の診断基準をみるとわかるが，非乾酪性肉芽腫の検出はクローン病の診断に必須ではない．

- 肛門部および回腸末端に病変が多いことから，大腸内視鏡検査の際に，肛門部の反転観察および回腸末端を観察するのは必須である．

- 当然のことながら，大腸内視鏡検査で挿入不可な部分の小腸のみに病変がある場合，大腸内視鏡検査では診断不可能である．原因不明の腹部症状や炎症所見が継続する場合，大腸内視鏡検査で所見がなくともクローン病を疑い，カプセル内視鏡検査やバルーン内視鏡検査の施行を考慮する必要がある．

- 潰瘍性大腸炎とクローン病の典型的内視鏡所見は異なっており，通常鑑別に困ることはないが，まれに，どちらとも鑑別が困難な症例がある．このような症例をIBD unclassified（分類不能型腸炎）と称するが，しばらく経過を観察すると，潰瘍性大腸炎またはクローン病の典型的所見に変化していく場合も多い．

鑑別診断の極意

- 若年者の痔瘻はクローン病を疑え！
- 若年者で腹部症状や炎症反応があり，大腸内視鏡検査で何もない場合には，小腸を精査せよ！

第2章　腸炎の診断

2-2 クローン病（腸管合併症例）

Key Words　狭窄　／　瘻孔　／　造影検査　／　バルーン拡張

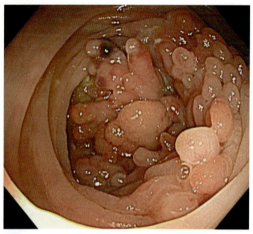

1 大腸狭窄

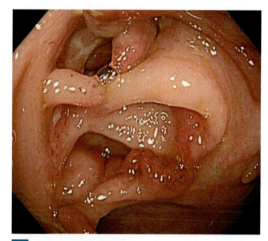

2 治療後の瘢痕狭窄

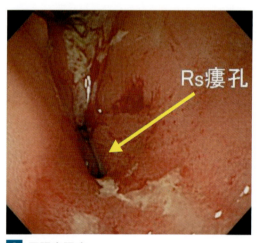

3 回腸直腸瘻
Rs瘻孔（矢印）．

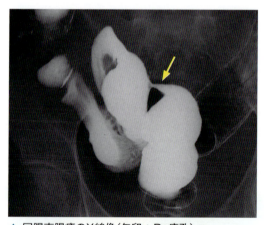

▲ 回腸直腸瘻のX線像（矢印：Rs瘻孔）．

2-2. クローン病（腸管合併症例）

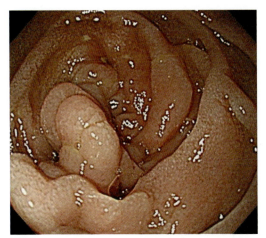

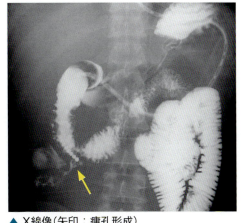

▲ X線像（矢印：瘻孔形成）.

4 クローン病による十二指腸狭窄と回盲部への瘻孔形成

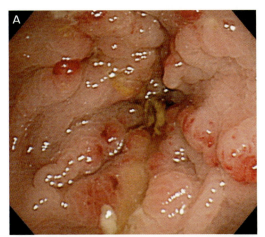

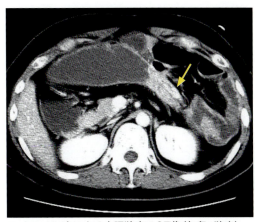

▲ クローン病による大腸狭窄のCT像（矢印：狭窄）.

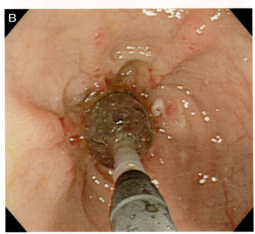

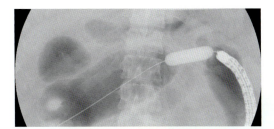

▲ バルーン拡張による治療のX線像.

5 クローン病による大腸狭窄
A：横行結腸の狭窄.
B：バルーン拡張による治療.

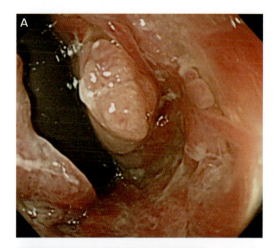
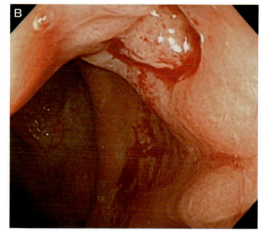

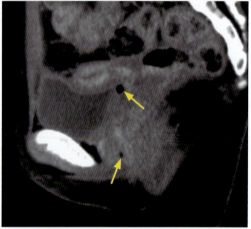

▲ 膣にairがみられるCT像(矢印：air).

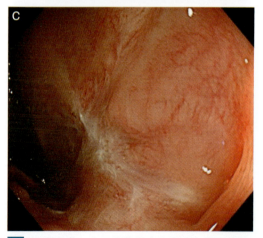
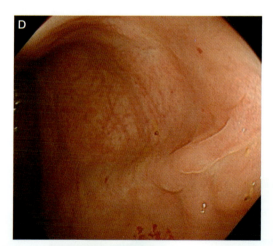

6 肛門病変による腸管膣瘻の形成と抗TNF-α抗体による瘢痕治癒

A：肛門病変(内視鏡反転像).
B：直腸膣瘻.
C：抗TNF-α抗体治療後の肛門病変.
D：治療後の膣瘻閉鎖.

内視鏡所見

- 潰瘍瘢痕や偽ポリポーシスの形成とともに管腔の狭小化がみられる.
- 瘻孔は深い潰瘍の潰瘍底に生じるが,内視鏡では瘻孔自体は視認できないことも多い.

疾患概念

- クローン病は全層性炎症をきたすため,年余にわたる経過で狭窄や瘻孔などの腸管合併症をきたしうる.狭窄も瘻孔もいったん生じると内科的に治療するのは困難であり,外科治療(または内視鏡的バルーン拡張)を考慮する必要がある.
- 逆に,クローン病の治療の際には,このような腸管合併症を生じないように疾患コントロールする必要がある.

ありがちな病歴の例

- 35歳,男性.10年くらい前にクローン病と指摘されたが,症状が強くないため,あまり病院に通わず放置していた.最近,腹部膨満感を頻繁に自覚するようになった.CTおよび小腸造影にて小腸に狭窄病変を指摘された.

どこがありがちなのか?

- 狭窄や瘻孔は小腸のほうが起こりやすい.その理由は小腸の管腔径が小さいことの他に,口および肛門から距離があり症状が出にくいため,自覚症状があまりないまま病変が進行することが挙げられる.

その他の参考になる病歴

- イレウスやサブイレウスなどの狭窄症状(図1).
- 瘻孔症例(3,4)は感染を伴うこともあり,膿瘍形成や発熱がみられることがある.
- 喫煙者.喫煙はクローン病の病態を悪化させるため,喫煙者は腸管合併症に陥る率が高いと考えられる.

身体所見

- 腹部に腫瘤や硬結などを触知することがある.
- 狭窄がある場合,狭窄部近傍を圧迫すると,空気が狭窄部を通過する際に「ガサッ」という音や握雪感を感じる.

その他の検査所見

- 高度な狭窄では,X線やCTでの狭窄像(4,5),ニボー像を伴う.
- 瘻孔症例に感染を伴う場合は,発熱,炎症反応の上昇,

鑑別すべき疾患

- 通常,悪性狭窄との鑑別は容易であるが,長期経過のクローン病ではまれに大腸や小腸に発癌がみられるため,注意が必要である.

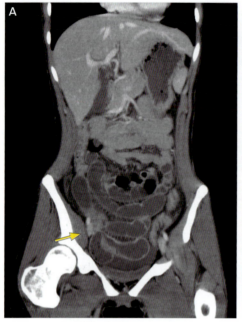
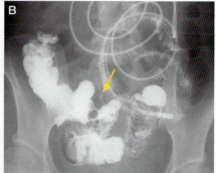
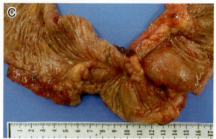

図1　回盲部狭窄によるイレウス
A：CT像（矢印：回盲部の瘢痕狭窄）．
B：イレウス管造影（矢印：狭窄）．
C：手術標本．

 アドバイス　クローン病からの発癌症例に注意！

鑑別診断に必要な疾患知識

- クローン病は全層性の炎症をきたすため，高度の炎症およびその瘢痕治癒などにより腸管の変形が惹起される．なかでも狭窄と瘻孔が最も特徴的である．狭窄の原因として，炎症による浮腫性のものと瘢痕治癒による線維性のものがあるとされる．
- 理屈上は，浮腫性のものであれば，抗炎症治療（ステロイドや抗TNF-α抗体など）により浮腫が軽減し狭窄が改善するが，線維性のものは内科的治療では改善せず，外科手術やバルーン拡張が必要となる（5，図2）．しかし，おおむねどの狭窄も浮腫性，線維性の両方の要素があることが多く，内視鏡所見のみで内科的に改善する狭窄かそうでないかを判断するのは難しい．
- 瘻孔には内瘻と外瘻があり，外瘻の代表的なものが痔瘻である．内瘻では小腸小腸瘻，小腸大腸瘻などの腸管腸管瘻や，時に小腸膀胱瘻などもみられる．瘻孔形成症例は多くの場合，外科的治療が必要である．

2-2. クローン病（腸管合併症例）

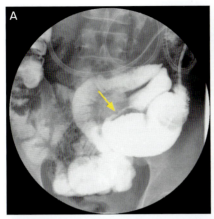
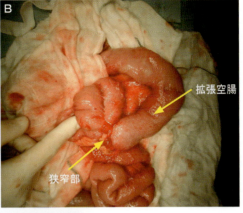
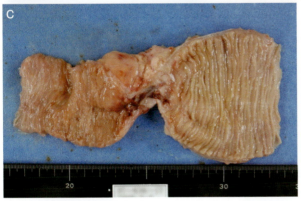

図2　小腸狭窄例の手術所見
A：X線像（矢印：狭窄）.
B：術中写真.
C：手術標本.

鑑別診断の極意

● 内視鏡やCT，造影検査などを駆使し，狭窄と瘻孔の全体像を把握する．

第2章　腸炎の診断

2-3 クローン病（小腸病変）

> **Key Words**　バルーン内視鏡 ／ カプセル内視鏡 ／ 造影検査 ／ 吻合部口側の再燃

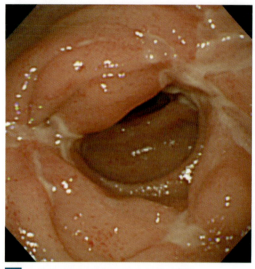

1 小腸に縦走潰瘍がみられた症例

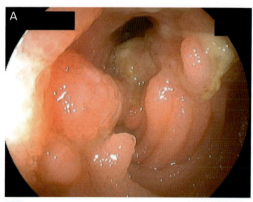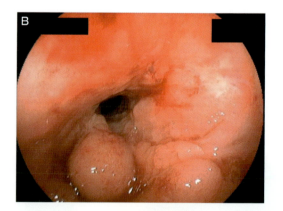

2 バルーン内視鏡で観察された小腸狭窄
A：敷石状変化を伴う狭窄病変．
B：狭窄のため内視鏡が通過しない．

60

2-3. クローン病（小腸病変）

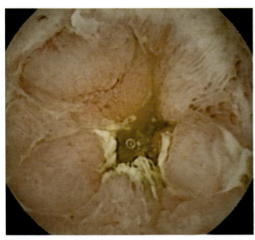

3 カプセル内視鏡により観察された小腸病変①
敷石状外観と多発びらん．

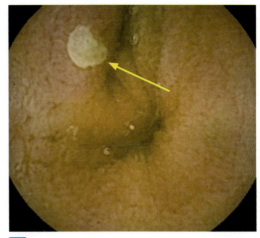

4 カプセル内視鏡により観察された小腸病変②
類円形のびらん（矢印）．

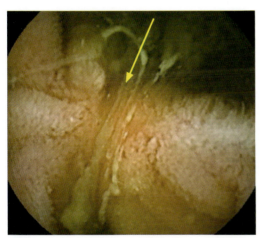

5 カプセル内視鏡により観察された小腸病変③
縦走潰瘍（矢印）．

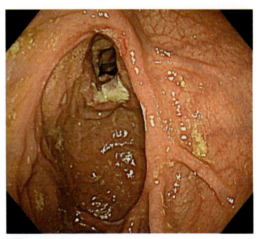

6 回盲部切除後の吻合部①
吻合部に限局してびらんがみられる．

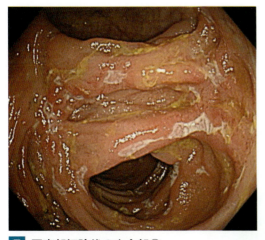

7 回盲部切除後の吻合部②
吻合部再発（吻合部の口側にもびらんがみられる）．

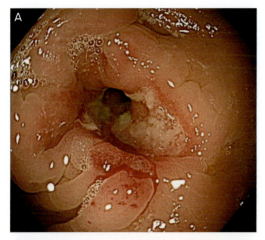
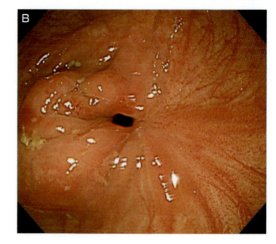
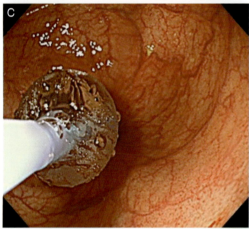

8 吻合部狭窄と拡張
A：吻合部に潰瘍所見あり．
B：1.5年後に狭窄となる．
C：同部分（1.5年後）のバルーン拡張．

> **内視鏡所見**
> ● 大腸病変と基本的には同様だが，管腔が元々細いため狭窄などの合併症が起こりやすい．
> ● 腸管切除後の吻合部の潰瘍，吻合部口側に広がる多発びらん．

疾患概念
● 小腸に生じたクローン病の病変．
● 回腸に比較的多い．

鑑別診断に必要な疾患知識

- クローン病は全消化管に病変を生じうる．
- 以前は小腸病変の検査が困難であったが，近年はバルーン内視鏡やカプセル内視鏡などで観察可能である．一方，狭窄のある症例などでは，カプセル内視鏡が不適応であり，バルーン内視鏡でも全体を観察するのは困難である．そのような症例においては，小腸造影（特に有管法）や腹部造影CTが小腸の全体像を把握するうえで有用である（図1, 2）．
- クローン病ではしばしば回盲部切除などの手術が行われる．吻合部は術後最も再燃しやすい部分であるが，吻合線上に沿う輪状のびらんは再燃ではなく吻合部への反応性病変だと考えられている．一方，吻合部の小腸側にできるびらんは再燃病変として認識される．

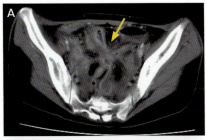

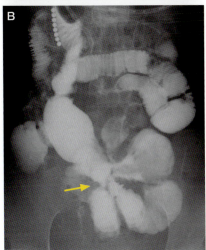

図1　内瘻症例（矢印：内瘻）
A：CT像．B：小腸X線像．

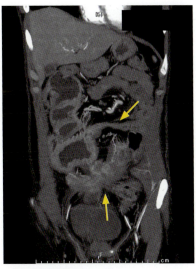

図2　腹部造影CT像
冠状断による狭窄，内瘻の描出（矢印）．

鑑別診断の極意

- 小腸は，患者の苦痛が少ないカプセル内視鏡で評価したい．
- 瘻孔の有無などの小腸全体像を把握する場合は，小腸造影が必要不可欠！

第2章 腸炎の診断

2-4 クローン病（上部消化管病変）

> **Key Words**　竹の節所見 ／ ピロリ陰性十二指腸潰瘍

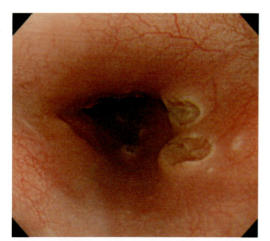

1 食道病変①

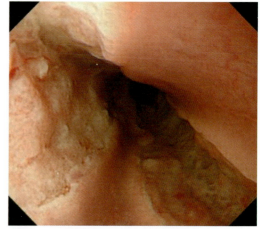

2 食道病変②

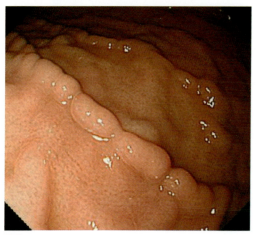

3 胃病変（竹の節所見）①

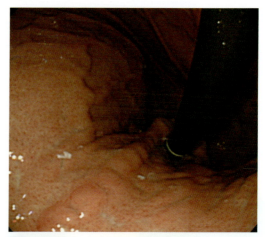

4 胃病変（竹の節所見）②

2-4. クローン病（上部消化管病変）

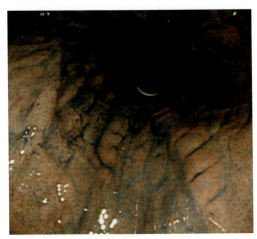

5 胃病変（竹の節所見）③

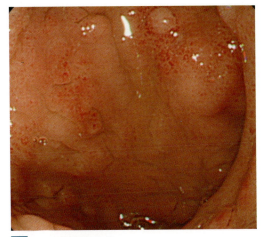

6 十二指腸病変①

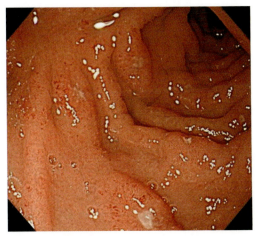

7 十二指腸病変②

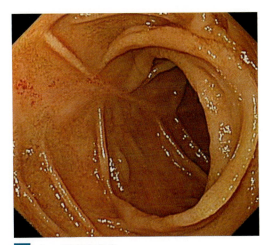

8 十二指腸病変③

> **内視鏡所見**
> - 口腔内では，アフタ性口内炎ができやすい．
> - 食道では，打ち抜き様の潰瘍や縦走する潰瘍を呈する．
> - 胃では，噴門部から体上部にかけての竹の節所見が典型的である．
> - 十二指腸では，球部の変形や潰瘍瘢痕，下行脚にかけての縦走傾向のあるびらんや潰瘍瘢痕がみられる．

鑑別診断に必要な疾患知識

- クローン病は全消化管に病変を生じうる．病変評価の際には，全消化管のチェックが必要である．上部消化管や小腸病変では症状がないか，軽微であることも多いが，症状があまりないからといって検査をしなくてよいわけではない．ただし，食道病変はしばしば嚥下時痛などの症状を伴う．また，竹の節所見などの特異的所見からクローン病の診断の手がかりにもなるため，十分注意して観察する．
- 潰瘍性大腸炎もまれに上部消化管病変を合併する．大腸と同様のびまん性炎症所見が，胃や十二指腸にみられる(図)．
- クローン病や潰瘍性大腸炎の患者は，ヘリコバクター・ピロリ(H. pylori)の非感染者であることが多い．

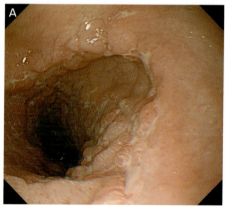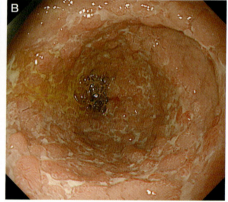

図　潰瘍性大腸炎の十二指腸病変
A：遠景．B：近景．

鑑別診断の極意

- ピロリ陰性の若年者の十二指腸潰瘍は，クローン病の可能性もあり！
- 竹の節所見は噴門部周囲をしっかり観察すること！

第2章　腸炎の診断

2-5 クローン病 (cancer)

Key Words　高悪性度 ／ 痔瘻癌 ／ 粘液癌 ／ 小腸癌 ／ 難治性痔瘻 ／ 外瘻

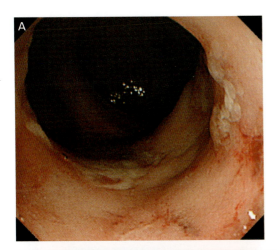
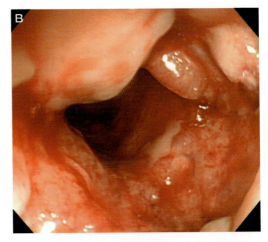
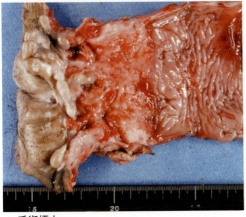

▲ 手術標本.

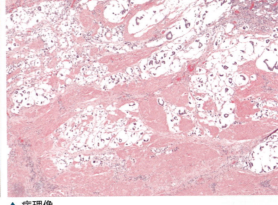

▲ 病理像.

1 クローン病の難治性痔瘻からの発癌例①
A：5カ月前．B：診断時．

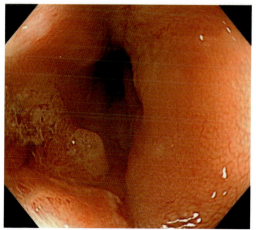
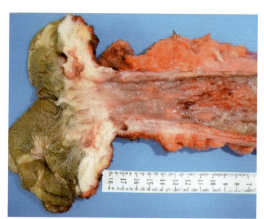
▲ 手術標本．粘液癌による進行癌．

2 クローン病の難治性痔瘻からの発癌例②
内視鏡写真の画面左下の部分の生検よりdysplasia検出．

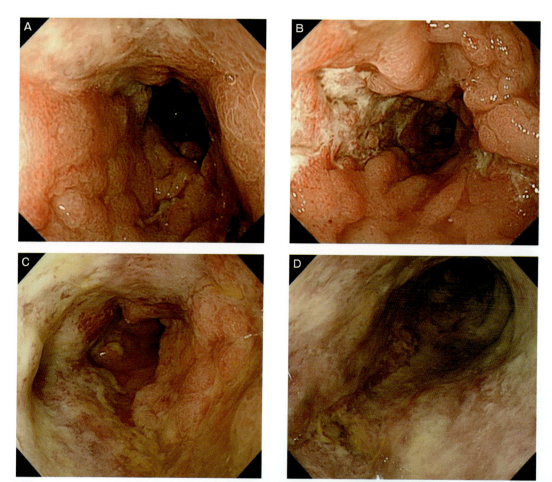

3 コントロール不良のクローン病から発症し急速に進行した大腸癌
A・B：狭窄を伴う縦走潰瘍がみられるクローン病変．
C・D：約1年後．4型の進行癌となる．

2-5. クローン病（cancer）

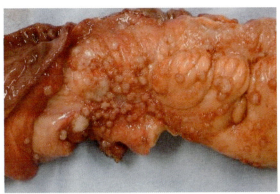
▲ 手術標本．広汎に播種病変．

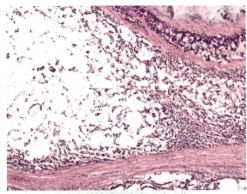
▲ 印環細胞癌や粘液癌からなる病理像．

内視鏡所見
- 通常のクローン病の炎症性粘膜や痔瘻による炎症性変化との鑑別が困難なことも多い．
- 大腸癌や小腸癌では，腫瘤や狭窄の形成をきたすこともある．

疾患概念
- クローン病にも疾患関連癌が合併する．特に痔瘻癌や痔瘻関連直腸癌はわが国で多く報告されており重要である．
- 粘液癌などの組織像を呈することが多く，早期発見が困難かつ悪性度が高いため予後が不良である．

ありがちな病歴の例
- 40代，男性．20年以上病歴のあるクローン病．肛門部に複雑痔瘻があり，感染を繰り返すも特に処置をせず，クローン病自体のコントロールも不良であった．最近，痔瘻部より粘液の排出が目立つようになった．

どこがありがちなのか？
- 長期にコントロール不良なクローン病．特に痔瘻部分がコントロール不良．

その他の参考になる病歴

- 長期の疾患コントロール不良，瘻孔（特に外瘻）の存在．痔瘻の場合，感染を繰り返す複雑な痔瘻．

身体所見

- 肛門部に難治性の痔瘻．痔瘻部分からの粘液の排出．時に，肛門部の狭窄と内視鏡挿入時の痛み．

その他の検査所見

- 時に，CEAは高値を示す．ただし，その場合すでに進行癌である可能性が高い．
- その他の血液マーカーや便中マーカー（カルプロテクチン，便潜血）で特異的に動くものはない．

鑑別すべき疾患

- 癌化の有無を肉眼的には判断できないことも多い．
- 内視鏡生検でも，癌の存在が明確に判明することはあまり多くない．

鑑別診断に必要な疾患知識

- クローン病の長期罹患でも癌の発症は増加する．わが国では，大腸癌の発症は潰瘍性大腸炎ほどは高くないが，痔瘻癌または痔瘻関連直腸癌の発症率が非常に高い（**1**，**2**）．痔瘻癌の多くは粘液癌などの悪性度の高い癌であり，発症した癌患者の予後が非常に悪いことが報告されている．また，小腸病変のある患者（特に瘻孔などを合併している患者）では小腸癌を合併することもある（図）．
- 難治かつ長期にわたる活動性痔瘻を有するクローン病患者には，痔瘻部を含めた積極的なサーベイランスが推奨される．内視鏡的なスクリーニングにて発見されることもあるが，時に，痔瘻部の外科的な生検を要することもある．非常に予後の悪い癌を合併するリスクを念頭に置き，場合によっては専門施設にサーベイランスを依頼することも必要である．

2-5. クローン病（cancer）

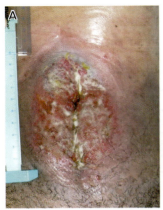
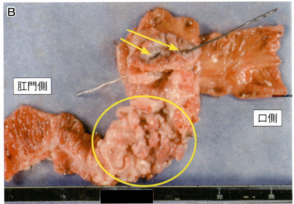
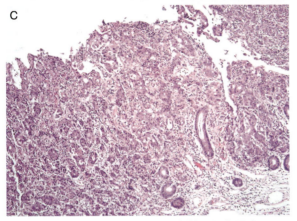

図　外瘻を有するクローン病に合併した小腸癌
A：腹部手術痕にできた外瘻．
B：手術標本（矢印：瘻孔部，黄円：癌部）．
C：癌部の病理像．

鑑別診断の極意

- 長期経過の痔瘻や外瘻は要注意！
- まめにサーベイランスを行う．サーベイランスができない場合は，癌ができる前に手術することも考慮．

Column ❷
IBD皮膚病変

　IBD患者をみるときには，皮膚病変にも注意しなければなりません．よくみられるものとして，腸管外合併症としての壊疽性膿皮症や結節性紅斑，抗TNF-α抗体投与による乾癬様病変，クローン病の肛門周囲膿瘍や痔瘻から進行した臀部の蜂窩織炎や皮下膿瘍などがあります．

腸管外合併症としての皮膚病変

　IBDの腸管外合併症として数％に皮膚病変がみられます．結節性紅斑(図1)と壊疽性膿皮症(図2)が主なもので，前者はクローン病の女性に，後者は潰瘍性大腸炎の患者に多くみられます．腸管病変の病勢と相関する場合もありますが，相関しない場合もあります．結節性紅斑は下腿伸側にみられることが多く，壊疽性膿皮症も下肢に多くみられますが，その他の部位全身に生じえます．また，壊疽性膿皮症は，人工肛門周囲に出現することもあり(図2A)，人工肛門周囲に難治性の皮膚病変がみられる場合，慎重に鑑別する必要があります．

　結節性紅斑，壊疽性膿皮症，いずれもステロイドがよく効きますが，しばしば再発もみられます．当初は腸管病変に比例して出現したものが，再発時には腸管病変は落ち着いているということもしばしばあります．また，潰瘍性大腸炎に伴う壊疽性膿皮症(図2B)は血球成分除去療法の有効例も報告されています．

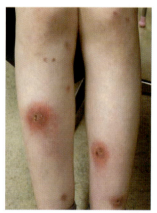

図1　クローン病患者に合併した結節性紅斑

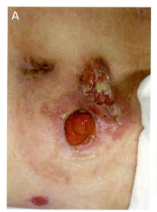 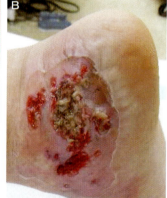

図2　IBD患者に合併した壊疽性膿皮症
A：クローン病患者のストーマ周囲に生じた壊疽性膿皮症．
B：潰瘍性大腸炎患者に生じた壊疽性膿皮症(右足)．

IBD 皮膚病変

治療に関連した皮膚合併症

抗TNF-α抗体は乾癬の治療にも使われますが，IBD患者に使用した場合，逆に乾癬様皮疹がみられることがあります（奇異反応；paradoxical reaction：図3）．ひどい場合には，抗TNF-α抗体の変更や中止をせざるをえない場合もあります．

また，クローン病は腹腔内や皮下に膿瘍をきたしやすい疾患ですが，特に肛門周囲膿瘍や痔瘻から進行した臀部の皮下膿瘍や蜂窩織炎は，患者があまり症状を訴えない場合があります（図4）．そのような感染巣のある患者に抗TNF-α抗体などを投与すると，クローン病がよくならないばかりか，感染の増悪を招き病状をさらに悪化させることがあるので注意しなければなりません．

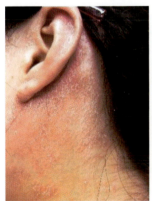 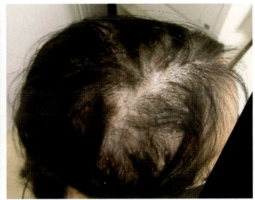

図3 クローン病患者に生じた抗TNF-α抗体による乾癬様皮疹

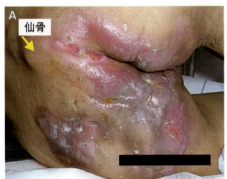 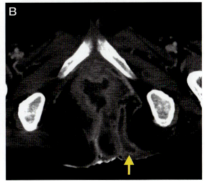

図4 クローン病患者の難治性痔瘻から生じた臀部の皮膚病変（蜂窩織炎，皮下膿瘍）
A：抗TNF-α抗体が投与されており，状態をさらに悪化させた（矢印：仙骨）．
B：CT像（矢印：皮下膿瘍）．

 皮疹からIBDを疑う場合もあるので皮膚科医との連携が必要！

第2章　腸炎の診断

3 腸管ベーチェット病

Key Words　回盲部類円形潰瘍 ／ バウヒン弁巻き込み ／ 吻合部再発 ／ 多数の非典型例

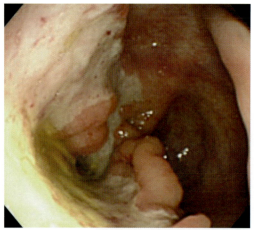

1 回盲部に広がる類円形の広汎な潰瘍

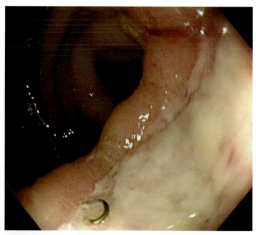

2 回盲部切除後の吻合部にできた再発潰瘍
ペッツが確認できる．

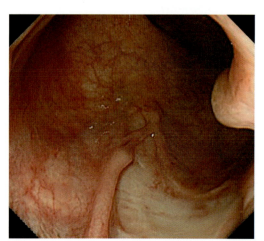

3 直腸肛門部にできた類円形潰瘍

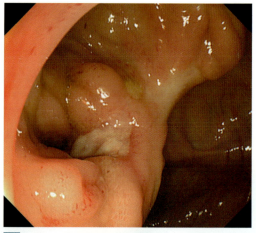

4 回腸・盲腸境界部の潰瘍と潰瘍瘢痕

3. 腸管ベーチェット病

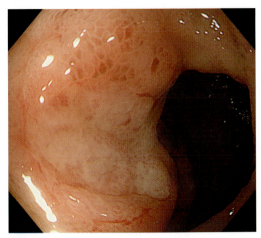

5 回盲部にできた比較的浅い潰瘍

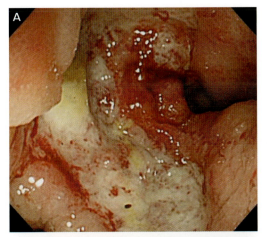
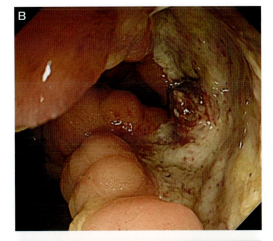
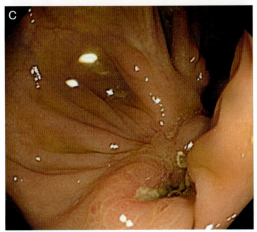
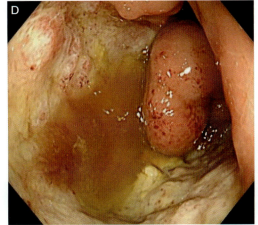

6 同一症例の自然経過
A：回盲部に潰瘍発症．
B：手術後，すぐに吻合部に再発．
C：特に治療せずとも自然に縮小，瘢痕化．
D：再度，潰瘍が拡大．

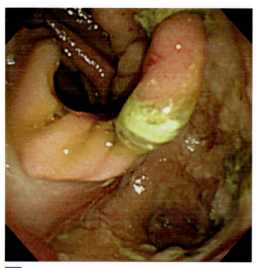

7 十二指腸にできた広汎な潰瘍

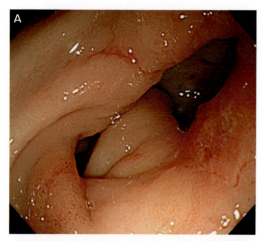

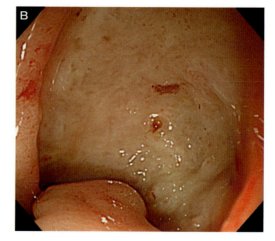

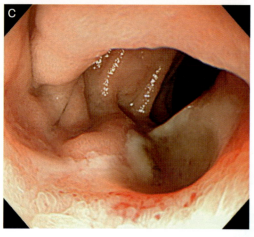

8 胃前庭部にできたベーチェット病によるものと思われる潰瘍
　A：幽門近くの潰瘍（遠景）．
　B：幽門近くの潰瘍（近景）．
　C：手術後，すぐに吻合部に再発．

3. 腸管ベーチェット病

内視鏡所見

● 回盲部，特にバウヒン弁を巻き込むように大きな類円形の潰瘍を形成するのが特徴的である.
● ただし，病変は上部消化管を含め，消化管全域に形成しうる.

疾患概念

● ベーチェット病は口内炎や外陰部潰瘍，皮膚症状，眼症状，関節症状などを主症状とする慢性炎症性疾患である.
● 回盲部を中心に消化管に潰瘍を形成することがあり，腸管ベーチェット病と呼ぶ.

ありがちな病歴の例

● 20代，男性. 繰り返す口内炎の既往がある. 右下腹部痛と下血を主訴に来院.

どこがありがちなのか？

● ベーチェット病の兆候では，口内炎の有無が重要である. 必ず問診する必要がある.
● 男女，年齢はあまり関係なく発症する.

その他の参考になる病歴

● 関節痛（大関節），頭髪内に毛嚢炎，外陰部潰瘍.
● 腸管病変のある患者には眼病変は少ない.

身体所見

● 右側腹部圧迫にて圧痛あり. 口内炎はよく観察される. 毛嚢炎は頭髪内を観察することが必要.
● 外陰部潰瘍は丁寧に問診する必要がある.

その他の検査所見

● CRPは比較的病勢を反映する.

鑑別すべき疾患

● クローン病や腸結核との鑑別が必要であるが，腸管ベーチェット病という疾患概念を知っていれば鑑別は比較的容易である.

伴いやすい合併症

● 消化管に大きく，深い潰瘍を形成するため，出血や穿孔，内瘻などを生じやすい. 潰瘍は自然に退縮したり，また大きくなったりするので，瘢痕狭窄などもしばしば起こりうる.
● このような合併症のため手術が必要になることがある. 緊急手術では，吻合後にリークや穿孔を非常に起こしやすく，急性期は腸管吻合をせず，人工肛門にするのが基本である.

77

鑑別診断に必要な疾患知識

- ベーチェット病に回盲部を中心とした消化管潰瘍を合併するものを腸管ベーチェット病と呼ぶ．まれに，口内炎などのベーチェット病兆候を伴わずに同様の潰瘍を形成する症例があり，このような症例は単純性潰瘍（simple ulcer）と呼ばれる．バウヒン弁を巻き込んだ形での大きな類円形の潰瘍の形成が典型像であるが，非典型例も多い．大腸の他の部位はもちろんのこと，食道や十二指腸などの上部消化管に潰瘍を生じることもある（**7**，**8**）．
- 穿孔や狭窄の合併症で手術した場合，吻合部に高率で再発病変を生じる．
- 血管炎が病気の本態と考えられているが，病理学的にはあまり特異的な所見はなく，確認できないことが多い．
- 治療法はベーチェット病の治療に準じるが，難治例も多い．抗TNF-α抗体も著効する例がある一方，まったく効果のない症例もある．腸管病変は治療に反応して縮小，瘢痕化する場合もあるが，まったく治療しなくても縮小したり，大きくなったりする．
- 病変のみを追いかけて強い免疫抑制治療を続けていると思わぬ合併症をきたすことがあるので注意が必要である．特に，穿孔などの合併症が起こった場合，強い免疫抑制下では感染症のリスクが増大する．このような合併症例では，まれに生命にかかわる場合があるが，致命的となるのは常に感染症の併発であることに留意する必要がある．

鑑別診断の極意

- 典型例は一度見ればわかる．非典型例は除外診断となる．
- 組織学的には診断不能．口内炎症状のないものがまれにあり，単純性潰瘍と呼ぶ．

Column ❸
腸炎患者への内視鏡挿入時の注意点

　まず，腸炎患者に内視鏡検査を行うときに注意しなければならないのは，"炎症があるため挿入時の痛みが強いこと"です．したがって，炎症のない患者に検査を行うときよりも痛みに対するケアを十分に行うことが必要です．具体的には，鎮静薬や鎮痛薬を適宜使用する，ベテランの医師が施行する，細径のファイバーを使用する，などの配慮が望まれます．

　では，内視鏡はどこまで挿入すべきでしょうか？　腸炎では回盲部に所見がみられることが多く（クローン病，腸管ベーチェット病，腸結核，感染性腸炎，アメーバ性腸炎など），基本は全大腸，それも終末回腸まできちんと挿入すべきです．潰瘍性大腸炎は直腸から連続性のため途中までの挿入でも良いと思いがちですが，重症の潰瘍性大腸炎では直腸やS状結腸よりも右側結腸（横行結腸より口側）の炎症所見のほうが強い場合があります（図）．S状結腸までの内視鏡所見と臨床的な重症度に食い違いがみられる場合，右側結腸まで挿入して内視鏡所見を確認しなければなりません．一方で，虚血性腸炎の場合は左側結腸に典型的な所見がみられれば，急性期に無理して奥まで挿入する必要もないでしょう．

　痛みが強いから無理して奥までの挿入は控えたい．でも，せっかく内視鏡検査をするのに観察すべき病変まで届かずに終わってしまうのは避けたい．このような状況を適切に判断するためにも，患者はどんな病気の疑いがあるのか，どこにどのような病変があることが予想されるのかをしっかりと考えたうえで内視鏡検査を始める必要があるのです．

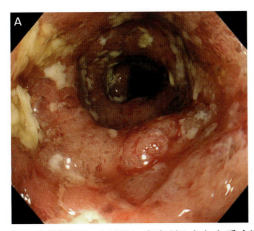 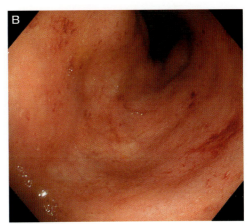

図　右側結腸により強い炎症がみられた重症潰瘍性大腸炎の例
A：横行結腸．
B：S状結腸．

第2章 腸炎の診断

4 trisomy 8の骨髄異形成症候群を伴う腸潰瘍

Key Words　腸管ベーチェット病類似 ／ 骨髄細胞染色体検査

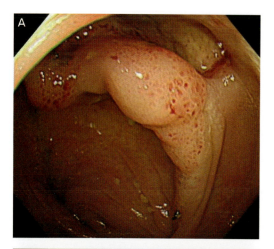
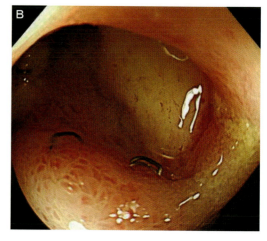
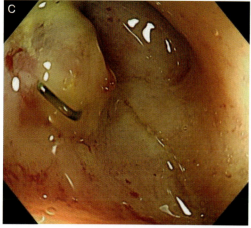

1 腸管穿孔後の吻合部に潰瘍が再発したtrisomy 8のMDSを伴う腸潰瘍の症例
A：遠景.
B：中間.
C：近景.

4. trisomy 8の骨髄異形成症候群を伴う腸潰瘍

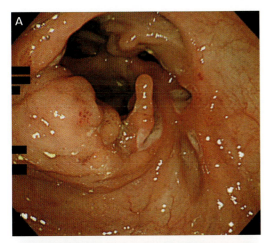
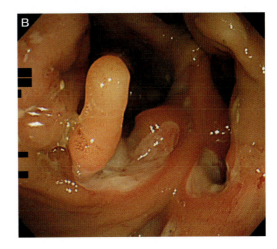
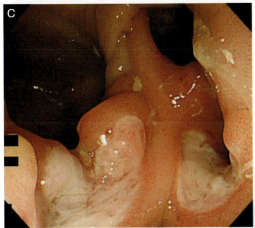

2 頻回の潰瘍の繰り返しにより回盲部が変形したtrisomy 8のMDSを伴う腸潰瘍の症例
A：遠景.
B：中間.
C：近景.

内視鏡所見
- 腸管ベーチェット病(p.74参照)との明確な差はない.

疾患概念
- 腸管ベーチェット病様の消化管潰瘍を有する患者にtrisomy 8を呈する骨髄異形成症候群(MDS)を併発することがあると報告されている.

ありがちな症歴の例
- 40代, 女性. 腸管ベーチェット病としてフォローされていたところ, 汎血球減少が出現し, 骨髄穿刺などの所見からtrisomy 8を呈するMDSと診断された.

どこがありがちなのか？
- 腸管ベーチェット病でフォロー中にMDSが生じることが多い.

鑑別診断に必要な疾患知識

- 1980年代後半から，散発的にベーチェット病とtrisomy 8を呈するMDSを併発する症例が知られていた．
- ベーチェット病としては，腸管病変をもつ症例が非常に多く，このような症例は腸管ベーチェット病と同じ疾患と考えるのか，そもそも異なった疾患概念なのかについての結論は出ていない．少なくとも，腸潰瘍の形態や部位についてMDS併発症例と，そうでない症例に明確な差は認められない(両者とも個人差はあるが)．
- 臨床的には，腸病変があり眼病変が少ないこと，口内炎などのベーチェット病兆候を欠く症例(すなわち単純性潰瘍とされる症例)も存在すること，手術後に吻合部に高率に再発すること，穿孔を起こしやすいこと，抗TNF-α抗体が効く症例も効かない症例もあることなどの特徴はMDSを合併する例，合併しない例でほぼ変わらないため，同一疾患の可能性が高いと考えられる．なお，MDS発症後に腸潰瘍が出現する例もある．
- ベーチェット病様の腸潰瘍をもつ症例で血球減少などがみられた場合は，末梢血および骨髄細胞の染色体検査を施行するべきである(骨髄細胞を採取しないと染色体異常が検出できない場合がある)．ただし，現状では対症療法以外にMDSに対してあまり有効な治療法はない．
- **1**の骨髄細胞の染色体検査の結果では，trisomy 8以外にも20番染色体に欠失がみられる(図)．

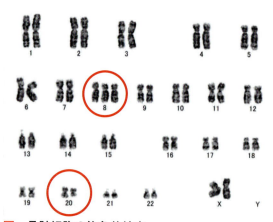

図　骨髄細胞の染色体検査
trisomy 8のほかに，20番染色体にも欠失がみられる．

鑑別診断の極意

- 腸管ベーチェット病の患者に血球異常がみられたら，必ず骨髄細胞の染色体検査をすること！

第2章 腸炎の診断

5 腸結核

Key Words 高齢者 ／ 回盲部 ／ 輪状潰瘍 ／ 狭窄形成

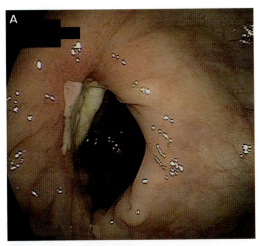
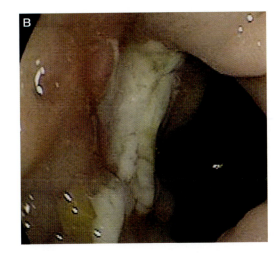

1 上行結腸に輪状潰瘍を呈した症例
A：遠景．
B：近景．

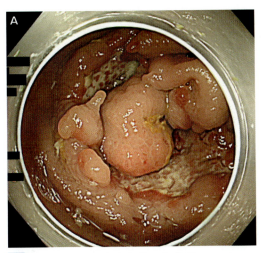
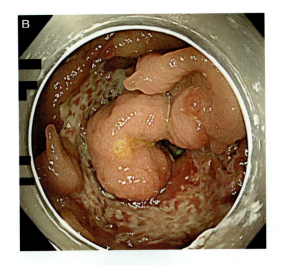

2 回盲部に輪状潰瘍を呈した症例
A：遠景．
B：近景．

83

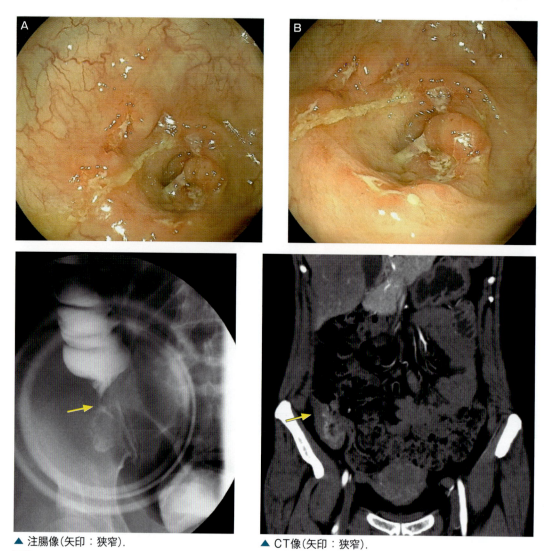

▲ 注腸像（矢印：狭窄）．　　　　　　　　▲ CT像（矢印：狭窄）．

3 上行結腸狭窄をきたした症例
A：遠景．
B：近景．

5. 腸結核

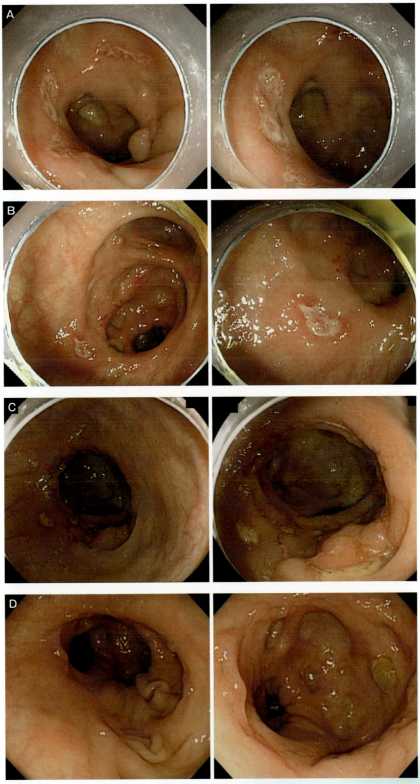

4 陳旧性肺結核を合併した例
A：6年前，B：5年前，C：治療前，D：治療後．

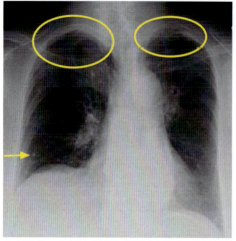

▲ X線像：胸膜の肥厚と肺野の石灰化がみられる（矢印，黄円）．

> **内視鏡所見**
> - 右側結腸〜回盲部に好発する輪状潰瘍，および潰瘍瘢痕．
> - 長年経過を観察しても，あまり所見が変わらないこともある．
> - 通常，抗結核治療にて瘢痕化する．
> - まれに狭窄を呈し，腸閉塞症状で発見されることがある．

疾患概念
- 腸結核は，結核菌が腸管に感染巣を形成したものである．

ありがちな病歴の例
- 80代，女性．若い頃に肺結核の既往がある．時に腹痛を感じるため大腸内視鏡検査を施行したところ，回盲部に潰瘍を指摘された．

どこがありがちなのか？
- 高齢者でたまたま検査して見つかることが多い．
- 症状は，軽度の腹痛や下痢の場合もあるが，無症状のことも多い．

その他の参考になる病歴
- 肺結核の既往がある患者や，糖尿病などの易感染性のリスクのある患者．
- 上記の既往や併存症のない人でもみられることがある．

その他の検査所見

- 軽度の炎症反応がみられる場合がある.
- 肺結核は併存する場合もあるが,CTを撮影しても肺病変はみられない場合もある.
- T-スポット®などの結核検査,ツベルクリン反応は補助診断として有用であるが,T-スポット®陰性例もみられる.病変部からの培養,PCR,組織検査などでは,結核菌が証明されないことはしばしばあるため,状況証拠から抗結核薬の投与をしなければならないこともある.

鑑別すべき疾患

- クローン病,腸管ベーチェット病.
- 輪状潰瘍をきたすのが典型的だが,回盲部に病変を形成する場合,輪状にならず,不整形潰瘍の形で見つかることがある.そのような場合,まれにクローン病やベーチェット病との鑑別が問題となることがある.
- 年齢や症状,併存症,T-スポット®やツベルクリン反応などの検査結果から多くの症例では鑑別可能である.

鑑別診断に必要な疾患知識

- 結核の発生自体は,わが国では減少傾向にあるため,腸結核の罹患も最近は減少傾向にある.しかしながら,まれに炎症性腸疾患(IBD)との鑑別に迷う症例があり,常に念頭には置いておかねばならない.
- 肺結核と最も異なる点は,腸の病変からはどのような手法を用いても結核菌が証明されないことがしばしばあり,そういう意味では,内視鏡像から腸結核を疑う目をもっていなければならない.

鑑別診断の極意

- まずは形態から腸結核を疑うこと！
- 病理や培養ではしばしば検出不可能である.

腸炎の基礎知識

腸炎の診断

第2章 腸炎の診断

6-1 感染性腸炎 カンピロバクター腸炎

Key Words　バウヒン弁への粘液付着 ／ 潰瘍性大腸炎類似 ／ 鶏肉摂取 ／ キノロン耐性

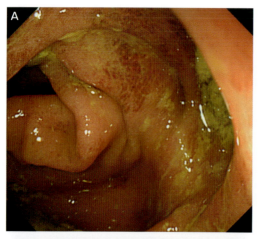
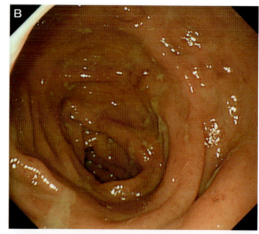
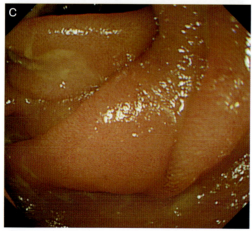
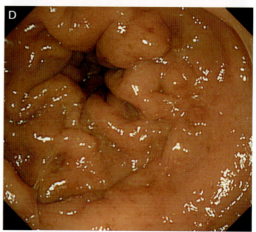

1 潰瘍性大腸炎との鑑別が困難であったカンピロバクター腸炎の症例
全体的にびまん性の炎症がみられる．
A：上行結腸．よくみるとうっ血様の発赤所見がある．
B：横行結腸．
C：S状結腸．
D：直腸．

6-1. 感染性腸炎：カンピロバクター腸炎

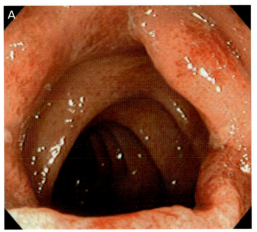
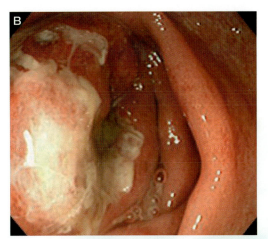

2 比較的典型的なカンピロバクター腸炎の症例
A：粘膜のうっ血が比較的目立つ（上行結腸）．
B：バウヒン弁上に汚いびらんがある（回盲部）．

内視鏡所見

- 粘膜のうっ血による発赤所見を主体とするびまん性の炎症である．
- 炎症はまだらであることが多く，連続性の炎症である潰瘍性大腸炎との鑑別点となる．しかし，ほぼ連続性となることもある．
- バウヒン弁に汚い粘液が付着したびらんがみられるのが典型的所見とされるが，必ずしもみられるとは限らない．

疾患概念

- カンピロバクター（*Campylobacter jejuni*）による腸管感染症である．

ありがちな病歴の例

- 焼き鳥屋で生の鶏肉を食べた3日後から下痢．その後，1日7～8回の下痢が1週間くらい続く．少し血便が混じり，軽度の腹痛，微熱がある．

どこがありがちなのか？

- 鶏肉が感染源となることが多いが，潜伏期が長いことがしばしばあり，感染源は不明なことも多い．
- 血便が出ることのある感染性腸炎では最も頻度が高い（ただし，血便は出ないことのほうが多い）．
- 微熱の場合が多いが，まれに高熱が1～2週間続くことがある．

その他の参考になる病歴

- 一緒に食事をした人が同様の症状を呈する.

その他の検査所見

- 白血球やCRP軽度高値.
- 便培養でカンピロバクターを検出.

鑑別すべき疾患

- 潰瘍性大腸炎.
- バウヒン弁に汚いびらんがなかったり，病変がまだらでなかったりする場合，どんなに検査をしてもなかなか潰瘍性大腸炎と判別がつかない場合がある.
- 潰瘍性大腸炎の診断には，必ず便培養を行い，カンピロバクター腸炎を鑑別する必要がある.

伴いやすい合併症

- まれに，ギラン・バレー症候群を発症することがよく知られている.

鑑別診断に必要な疾患知識

- カンピロバクターは，現在，わが国で感染性細菌性腸炎の原因として最も多く検出される菌である.
- カンピロバクターは土壌細菌のため，どのような食材でも感染源となりうるが，最も多いのは鶏肉である．特に，飲食店などで出される生の鶏肉などを摂取すると危ない.
- 感染性腸炎のなかでは，血便をきたすことがあること，潜伏期が長いこと（1週間程度あることもある），下痢症状の期間が長くなることがあること（2週間程度続くこともある），内視鏡像が潰瘍性大腸炎に似ること，などから，しばしば潰瘍性大腸炎との鑑別が問題となる．最も効果的な鑑別法は，便培養である.

アドバイス 近年，キノロン耐性のカンピロバクターが多くなっている．カンピロバクターを疑ったり，検出されたりしたときの抗生物質の第一選択はマクロライドである.

鑑別診断の極意

- 腸炎の診断には，何よりも便培養が必要！
- 時に長期に下痢症状を呈するため，潰瘍性大腸炎と誤診される.
- 便培養を行わずに潰瘍性大腸炎の診断をすることなかれ！

Column ❹
感染性腸炎の流行り廃り

　今日，感染性腸炎の原因で最も頻度が高いのは，ウイルス性ではノロウイルス，細菌性ではカンピロバクターです．現在，細菌性腸炎というと，ほぼ原因はカンピロバクターですが，以前は違いました．細菌性腸炎で特に多かったのが，サルモネラと腸炎ビブリオでした．現在，両菌による食中毒発生件数は20年前に比べ，1/10以下になっています（**表**）．

　この2つの菌による腸炎が減少したのには理由があります．サルモネラによる腸炎の原因食材はおおむね鶏卵です．近年，養鶏場の衛生環境の改善や，鶏卵の流通時の衛生管理の改善が進んだため，サルモネラによる腸炎は激減しました．養鶏場の環境改善の契機になったことの1つは鳥インフルエンザの発生です．鳥インフルエンザが発生した養鶏場の鶏はすべて殺処分になるため，その対策がかなり徹底して行われた結果，鶏卵からのサルモネラ感染も減少しました．

　一方，腸炎ビブリオの感染源は鮮魚などの海産物です．以前，鮮魚などの加工の際に使用される海水は，港などから汲んだ海水をそのまま使用していました．海水には腸炎ビブリオが非常に多く生息しているため，そのように加工された刺身などをよく洗わずに食べると腸炎ビブリオによる腸炎を起こしたのです．その後，滅菌しない海水をそのまま加工に使用することは禁止されたため，腸炎ビブリオによる腸炎は激減しました．

　その他の感染症では，腸結核が減少しました．これは結核の発生自体が減少しているためですが，今でもたまにみかけるので侮れません．また，アメーバ性腸炎の増加は，性行為感染症の1つとして増加したためでしょう．

　感染症ではありませんが，わが国で潰瘍性大腸炎やクローン病が増加しているのはご存知のとおりです．患者数が増えれば，診療をしたり，内視鏡検査を行う頻度も増えます．何による腸炎かの鑑別診断の際に，鑑別すべき疾患が，今どのくらいの頻度で発生しているのかという情報もインプットしておかなければなりません．

表　感染性腸炎の発生動向

	最近の発生動向	
サルモネラ腸炎	⬇	激減！
腸炎ビブリオによる腸炎	⬇	激減！
カンピロバクター腸炎	変化なし	
腸結核	⬇	減少
アメーバ性腸炎	⬆	増加

第2章 腸炎の診断

6-2 感染性腸炎
腸管出血性大腸菌（O-157）

Key Words 血便 ／ 集団感染 ／ 溶血性尿毒症症候群

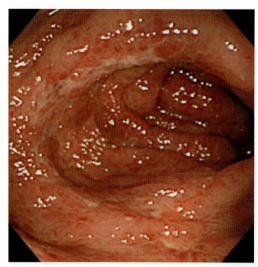

1 腸管出血性大腸菌（O-157）による感染性腸炎
上行結腸．

内視鏡所見

- 腸管出血性大腸菌（O-157）だからといって，特徴的な内視鏡像があるわけではない．
- 右側結腸（時に回腸も含む）を中心に発赤や浮腫を伴うびまん性炎症像がみられる．
- まだらで，あまり均一でない炎症は細菌性腸炎に共通する．

6-2. 感染性腸炎：腸管出血性大腸菌（O-157）

疾患概念

- 腸管出血性大腸菌（O-157）とは大腸菌の菌体抗原の番号であり，O抗原の157番目の菌が出血性腸炎をきたしやすく，溶血性尿毒症症候群（HUS）という重篤な合併症をきたす恐れがあるため，特に注目されている．O-157以外にも，O-26，O-111などが出血性腸炎をきたすとされている．
- 時に，集団感染が起こり社会問題となる．

ありがちな病歴の例

- 家族で焼肉店に焼肉を食べに行ったところ，2～3日後から血便を伴う下痢が出現．下痢出現の1週間後，溶血性貧血や血小板減少，急性腎障害を併発．

どこがありがちなのか？

- 最近では，2011年に焼肉屋でユッケを食べた人に集団食中毒が起こり，5人が死亡した事件が有名である．

その他の参考になる病歴

- 少量の菌が付着することで起こるため，食材は何でもありうる．以前は野菜や井戸水が集団感染の原因となったこともある．

伴いやすい合併症

- HUSがつとに有名である．溶血性貧血や血小板減少，急性腎障害を3主徴とし，脳炎を発症したり，死亡に至ることもある．
- 腸炎発症患者の数％で発症するとされている．

鑑別診断に必要な疾患知識

- O-157による感染症は，血便をきたすこともさりながら，HUSを発症し致命的な転帰をたどることがある．また，時に食中毒事件として集団発生する．
- 当疾患で内視鏡検査を行うことはあまりないが，右側結腸中心に発赤や浮腫を伴う著明な炎症像がみられる．
- 急性の血便を呈する疾患では，やはり便培養をきちんと行うことが重要である．

鑑別診断の極意

- 血便を伴う急性下痢症例では必ず便培養を行う！

腸炎の基礎知識

腸炎の診断

| 第2章 | 腸炎の診断 |

6-3 偽膜性腸炎
感染性腸炎

| Key Words | 典型的偽膜像 ／ 抗生物質投与歴 ／ *Clostridioides difficile* ／ CDトキシン |

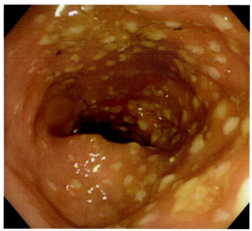

1 偽膜性腸炎①
典型的な偽膜を呈する．

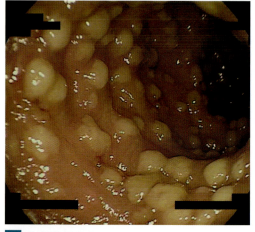

2 偽膜性腸炎②
S状結腸に密集した偽膜がみられる．

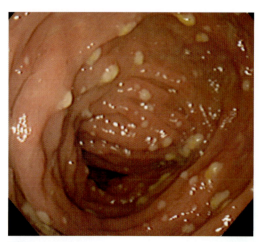

3 偽膜性腸炎③
やや疎な間隔で偽膜がみられる．

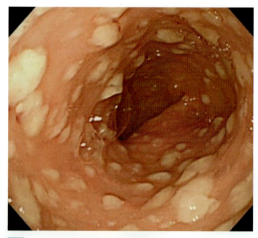

4 偽膜性腸炎④
3歳，女児にみられた偽膜性腸炎．

6-3. 感染性腸炎：偽膜性腸炎

内視鏡所見
- 直腸からS状結腸（場合によっては全大腸）にわたり特徴的な偽膜形成が多発する.

疾患概念
- 抗生物質投与による菌交代現象により，クロストリディオイデス・ディフィシル（*Clostridioides difficile*；*C. difficile*）が異常増殖し，下痢などを引き起こす病態.
- 内視鏡的に特徴的な偽膜の形成をみる.

ありがちな病歴の例
- 70歳，女性. 肺炎にて抗生物質点滴治療中. 点滴開始1週間後より水様性下痢および腹痛が出現した.

どこがありがちなのか？
- 比較的高齢者に対する抗生物質治療中に発症する下痢症状が典型的.

その他の検査所見
- 便中CDトキシンの検出. 時に炎症反応高値.

鑑別診断に必要な疾患知識
- 抗生物質投与による菌交代により，*C. difficile*が異常増殖して起こる腸炎. 偽膜の形成が特徴的とされているが，*C. difficile*腸炎のすべてが偽膜を形成するわけではない. 高齢者だけでなく若年者にもみられることがある.
- *C. difficile*は嫌気性菌で芽胞形成菌であるため，培養での検出感度があまりよくなく，この菌が産生する毒素（CDトキシン A, Bがある）を検出して診断することが多い.
- メトロニダゾールまたはバンコマイシンの内服により治療する. 難治例や再燃例には，フィダキソマイシンも使用される. さらに，*C. difficile*感染の再発予防目的にトキシンBに対する抗体製剤であるベズロトクスマブ（ジーンプラバ®）が使用できるようになった.
- 再発性の*C. difficile*感染に対し健常人の便を移入する糞便移植が有効であることが知られている.
- 海外では*C. difficile*の院内感染などによる集団発生や強毒株の出現が大きな問題となっており，同菌に対するワクチンも開発されつつある.

鑑別診断の極意

- CDトキシンを検査することが重要！
- 典型的な偽膜は一度みると忘れない！

腸炎の基礎知識

腸炎の診断

第2章　腸炎の診断

6-4 アメーバ性腸炎
感染性腸炎

> **Key Words**　直腸と盲腸 ／ たこいぼ様びらん ／ 汚い粘液 ／ 男性同性愛者（MSM）

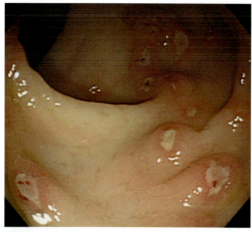

1 直腸に典型的なたこいぼ様びらんを呈した症例

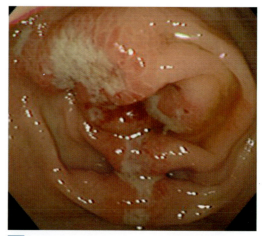

2 直腸にやや広めのびらんを呈する症例

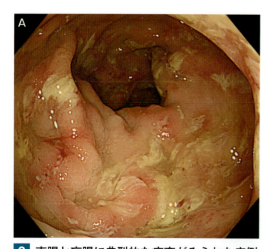

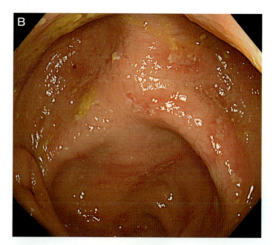

3 直腸と盲腸に典型的な病変がみられた症例
A：直腸に汚い粘液が付着したびらん．
B：盲腸にも粘液を伴う多発びらん．

6-4. 感染性腸炎：アメーバ性腸炎

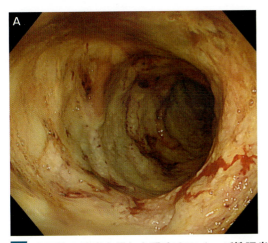
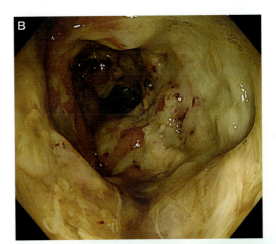

4 全周性の潰瘍を呈した重症のアメーバ性腸炎
A・B：全周が汚い粘液に覆われている．

内視鏡所見
- 直腸，および盲腸にたこいぼ様のびらんが多発する．
- たこいぼの頂部の粘液はやや汚く，べたっとした感じであることが多い．

疾患概念
- アメーバ性腸炎は，アメーバ原虫の腸管感染症である．
- 慢性の粘血便を主訴とすることが多い．

ありがちな病歴の例
- 20代，男性．粘血便が1カ月以上持続している．後に男性同性愛者(MSM)であることが判明．

どこがありがちなのか？
- アナルセックスで感染する．
- 男女間でも感染するが，MSMの割合は高い．

その他の参考になる病歴
- 本人のセクシャリティ(特にMSMかどうか)．
- 発展途上国への渡航歴の有無．

97

鑑別すべき疾患

- 典型的な内視鏡像を知っておけば，鑑別は比較的容易である．

伴いやすい合併症

- B型肝炎や後天性免疫不全症候群（AIDS）などの性行為感染症（STD）．

> memo　性行為感染症について，必ず検査をすること．

鑑別診断に必要な疾患知識

- アメーバ性腸炎は，かつては途上国などに旅行した際に現地の水を摂取したことから感染することが多かったが，近年ではSTDとして感染することが大多数である．特に，MSMの人に感染者が多い．また，B型肝炎やAIDSなど，他のSTDと合併していることもままある．
- アメーバ感染では，肝膿瘍と合併することもある．
- MSMの人に感染者が多く，性行為（主としてアナルセックス）によって感染が拡がるためアメーバ性腸炎と診断された患者にはセクシャリティについての問診を行うべきである．パートナーの感染の有無を確認することなどで，本人の再感染や感染の拡がりを防止できる可能性がある．
- アメーバ性腸炎の患者は，慢性的な粘血便を主訴とすることが多く，年余にわたって症状が持続している場合や，間欠的に出現する場合もある．
- 内視鏡像は，典型的なたこいぼ様のびらんを直腸と盲腸に生じる．たこいぼの頂部から粘液を採取してすぐに鏡見すると，アメーバ原虫が動いているのが観察できる．
- 生検病理組織でも確認できるが，アメーバ原虫は組織中ではなく，その表面の粘液中に存在するので，その部分をきちんとみることが大事である（図）．病理標本の作成過程で失われてしまうことも多く，粘液をすぐ鏡検するほうが確実である．
- まれに重篤な症状を呈し，中毒性巨大結腸症や腸管穿孔を起こすような劇症型アメーバ性腸炎という致命的な病態を呈することがある．

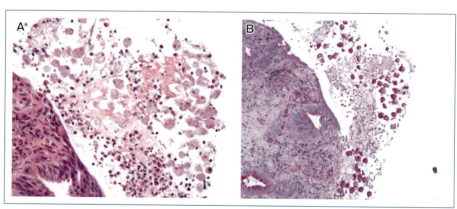

図　アメーバ性腸炎の病理像
たこいぼ様の粘液部分からの生検．アメーバ原虫がみられる．
A：HE染色，B：PAS染色．

6-4. 感染性腸炎：アメーバ性腸炎

 一般的なアメーバ性腸炎は，メトロニダゾールによる治療によく反応する．

鑑別診断の極意

- 直腸と盲腸の汚いたこいぼ様びらんはアメーバ性腸炎！
- セクシャリティの問診を行うことで感染の拡がりを防げる可能性がある！

第2章　腸炎の診断

6-5 感染性腸炎　クラミジア直腸炎

> **Key Words**　イクラ状隆起 ／ 婦人科受診 ／ IgA抗体

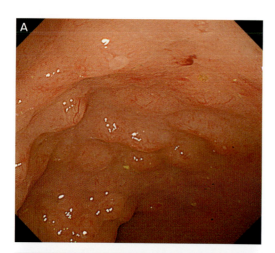
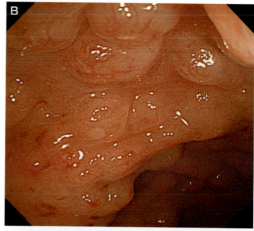
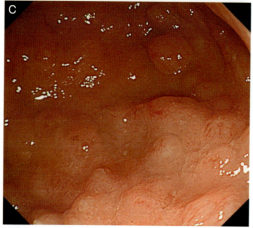
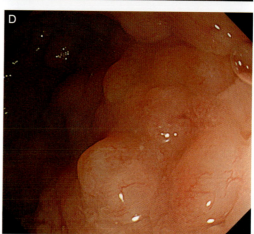

1 クラミジア直腸炎
A〜D：直腸にイクラ状の隆起性炎症性所見を認める．

6-5. 感染性腸炎：クラミジア直腸炎

内視鏡所見

- 直腸の典型的なイクラ状の隆起性病変である.

疾患概念

- クラミジア・トラコマチス(*Chlamydia trachomatis*)の直腸粘膜への感染で生じる.
- 性行為感染症である.

ありがちな病歴の例

- 30代, 女性. 下腹部痛, 排便時出血, 便潜血陽性の精査のため大腸内視鏡検査を施行したところ, 直腸にイクラ状の隆起性粘膜を認めた.

どこがありがちなのか？

- 性的にactiveな女性における血便, 腹痛などの症状. 無症状なことも多く, 便潜血陽性患者に対する大腸内視鏡検査で偶然みつかることもある.

その他の検査所見

- 直腸粘膜のクラミジア・トラコマチス DNA陽性.
- 抗クラミジア・トラコマチス抗体(特にIgA抗体)陽性.

鑑別すべき疾患

- 潰瘍性大腸炎の初期病変.

鑑別診断に必要な疾患知識

- クラミジア・トラコマチスの直腸への感染により生じる直腸炎である. 性感染症で女性に多いが, 男性にもみられる. 直腸に典型的なイクラ状隆起の所見を呈する. なお, まれに潰瘍性大腸炎の初期病変が類似の所見を呈することがあるため注意が必要である.
- 直腸粘膜でクラミジア DNAの検出が確定診断であるが, 血清抗体検査もある程度有用であり, 特にIgA抗体は活動性感染時に上昇するため診断的価値がある. また, 婦人科を受診させ, クラミジア感染の有無をチェックする.
- 治療はマクロライド系, キノロン系, テトラサイクリン系の抗生物質を投与する. 特にアジスロマイシンの投与が一般的である.

鑑別診断の極意

- 性的に active な人におけるイクラ状隆起はクラミジア直腸炎を疑う！

第2章　腸炎の診断

7 虚血性腸炎

Key Words　左上腹部から側腹部痛　／　血便　／　高齢者　／　動脈硬化

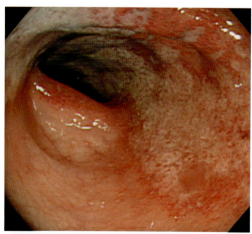

1 典型的な虚血性腸炎の症例①
半周を占める発赤，びらんがみられる．

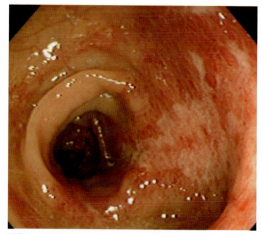

2 典型的な虚血性腸炎の症例②
縦走する発赤，びらんがみられる．

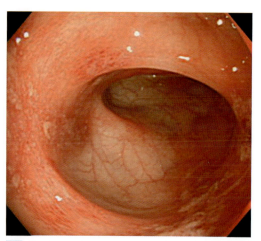

3 典型的な虚血性腸炎の症例③
発赤，びらんは比較的軽く，発症からやや時間が経過している．

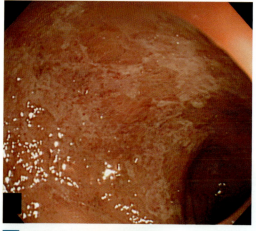

4 典型的な虚血性腸炎の症例④
まだらな発赤，びらんがみられる．

7. 虚血性腸炎

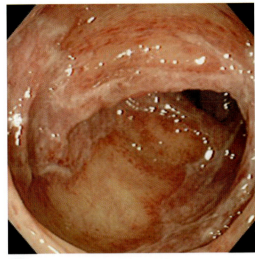

5 典型的な虚血性腸炎の症例⑤
縦走傾向を示すびらんが数条みられ,一部全周性に癒合傾向がみられる.

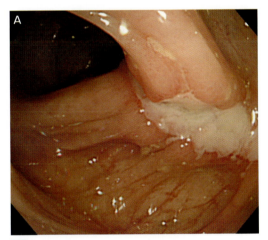
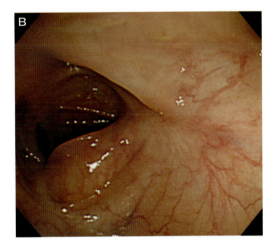

6 虚血性腸炎で生じた縦走潰瘍
A:発生時.
B:約3カ月後.瘢痕を残して治癒している.

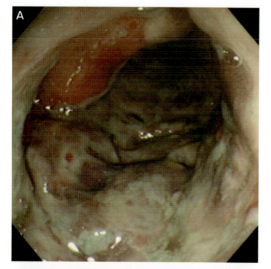

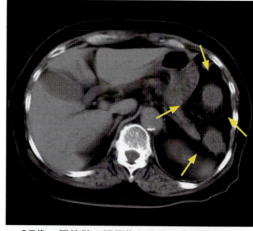

▲ CT像：腸管壁の肥厚像と周囲の脂肪織のケバ立ちがみられる（矢印）.

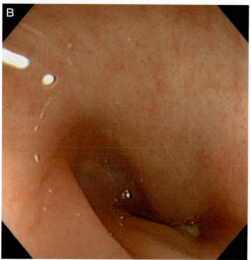

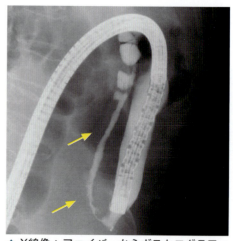

▲ X線像：ファイバーからガストログラフィンを流して撮影した造影では，下行結腸が著明に狭窄しているのがわかる（矢印）.

7 全周性の浮腫を伴う重症の虚血性腸炎
A：広範な潰瘍を呈している．
B：1カ月後．炎症は改善しているものの，同部は狭窄しファイバーが通過しなくなっている．

7. 虚血性腸炎

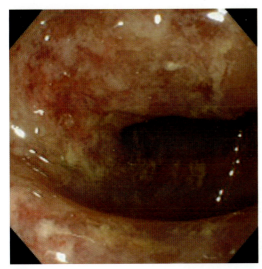

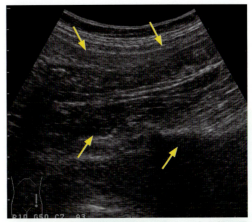

▲ 腹部超音波検査像：同部に一致して中心部に腸管ガスの高エコー域を伴う著明な大腸壁の肥厚像がみられる（矢印）．

8 下行結腸に限局してみられた虚血性腸炎

内視鏡所見

- 虚血性腸炎が起こるのは，ほぼS状結腸から脾彎曲辺りまでの左側結腸である．なぜ，この部位のみに発生するのかはわかっていないが，血行動態やスパズムの起こりやすさが関係していると考えられている．
- 診察で虚血性腸炎が疑われた場合，比較的早期に大腸内視鏡検査を施行すると典型的な内視鏡像が得られる．しかしながら，虚血性腸炎はおおむね軽症が多く，バイタルサインもほぼ問題ない例が多いため，診察や他の画像検査（超音波やCTなど）で虚血性腸炎らしいと診断された場合は，内視鏡検査は待機的に行っても差し支えない．
- 内視鏡検査をする場合，バイタルサインが安定し，症状がさほど強くない患者は洗腸液を服用してもまず差し支えない．症状が強い場合は，前処置なしで行う．
- 内視鏡所見は，患者によりかなりバラエティに富んでいる．区域性に粘膜の浮腫による凸凹不整や発赤，易出血性，びらん，小潰瘍の多発をみる．また，結腸紐に沿って1〜3条の縦走するびらんを呈することも多い．よりひどい場合には，全周性の発赤やびらんを呈し，炎症性浮腫によりやや狭窄を呈することもある．

memo 筆者の場合，診察で虚血性腸炎と確信した場合は，心配ない旨を話して外来のみで帰宅させるし，急性期には内視鏡検査も行わないことすらある．

疾患概念

- 虚血性腸炎は，S状結腸から下行結腸，脾彎曲部にかけて好発する限局性の炎症を特徴とする疾患で，腸管の可逆性血行障害が原因と考えられている．突然の腹痛，および血性の水様性下痢が特徴的である．
- 血行障害の原因としては，腸管因子として便秘や腸管内圧の上昇，また血管因子として動脈硬化，スパズムなどが関与するといわれている．しかし，実はその詳細な発症メカニズムはわかっていない．ただし，一般臨床ではしばしば遭遇する疾患である．
- 比較的高齢者に多いが，時に，20～30代の若年者にもみられる．

ありがちな病歴の例

- 70代，女性．糖尿病と高血圧で内服治療中．夕食後に誘因なく強い腹痛を感じた後にトイレに行きたくなり，排便すると血性下痢がみられ，独歩で慌てて救急外来を受診した．

どこがありがちなのか？

- 高齢者，動脈硬化の素因，夕食後，血性下痢，独歩で来院などがキーワードである．注意深く問診すれば，それだけで虚血性腸炎らしいと診断できる．

> **memo** まれに大腸内視鏡検査の前処置用の洗腸液服用の際に急激な蠕動が起こり，虚血性腸炎を引き起こすことがある(図)．

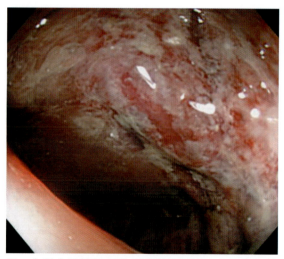

図 大腸内視鏡検査用の洗腸液服用による虚血性腸炎
洗腸液を服用した後，腹痛や血便を認めた．なお，腸炎部の肛門側に全周性の大腸癌を認め，このことが洗腸液服用による虚血性腸炎の誘因となった可能性がある．

身体所見

- 左上腹部に圧痛.
- 来院時は自発痛は収まっていることがほとんどであるが,左上腹部を圧迫するとほぼ必ず圧痛を訴える.

その他の画像所見

- 注腸造影:典型例では,急性期に粘膜下層の著しい浮腫により,母指圧痕像(thumb-printing sign)をみる.しかし,最近では血便が主訴の急性期の患者に注腸造影を行うことは非常にまれとなってきており,臨床で遭遇することは少ない.
- 腹部CT:限局性に腸管壁の肥厚,炎症の波及による腸間膜脂肪織のケバ立ち像がみられることがある(**7**).
- 腹部超音波検査:限局性の腸管壁の肥厚が捉えられることがある(**8**).

鑑別すべき疾患

- 典型的症例とS状結腸〜下行結腸の炎症所見で,他疾患との鑑別は容易である.

鑑別診断に必要な疾患知識

- 問診でほぼ診断可能である.
- 患者は血便が出たことに驚いて来院するが,腹痛はすでに治まっていることが多い.そのため,腹痛を伴っていたかどうかを問診することが重要である.

治療

- 多くの症例で治療は必要なく,自然経過で2〜3日で症状が軽快し,ほとんどの症例が外来で経過観察可能である.やや症状が強い場合は,入院させて腸管安静,点滴などを行う.ほとんどの場合,特に後遺症なく治癒する.また,再発も比較的少ないとされる.
- 時に,治癒後に瘢痕狭窄をきたす場合があるが(**7**),通過障害に至るまでのものはまれである.もし,通過障害が生じた場合は,待機的に外科的切除を行うこともある.

鑑別診断の極意

- 問診だけで虚血性腸炎と診断できて一人前!
- わざわざ典型的内視鏡像をみるために内視鏡検査をする必要はない!

第2章　腸炎の診断

8 抗生物質起因性出血性腸炎

> Key Words　合成ペニシリン ／ *Klebsiella oxytoca* ／ 右側結腸

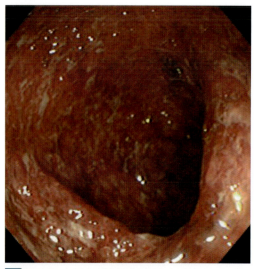

1 典型的な抗生物質起因性出血性腸炎の症例
右側結腸メインにみられる．

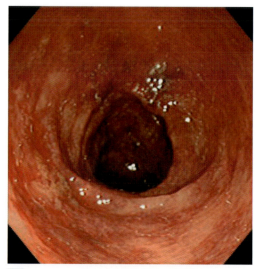

2 セフェム系抗生物質製剤の経静脈投与で生じた抗生物質起因性出血性腸炎の症例

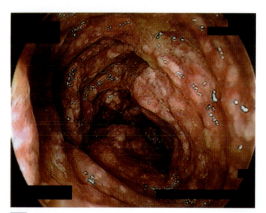

3 典型例の肝彎曲部分
区域性，びまん性の炎症所見．

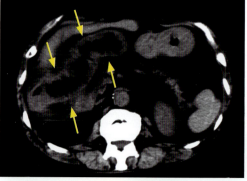

▲ CT像：肝彎曲部で腸管の浮腫と異常ガス像がみられる（矢印）．

108

8. 抗生物質起因性出血性腸炎

内視鏡所見

- 横行結腸や上行結腸の右側結腸を中心とするびまん性の炎症所見である.
- 炎症領域は連続性であることが多いが, 時にまだらであったり, skipして存在することもある.

疾患概念

- 抗生物質の投与にて発症する, 血性下痢を特徴とする疾患である.

ありがちな病歴の例

- 30代, 女性. 感冒症状で近医から合成ペニシリン製剤を処方された. 服用3日後から腹痛, 発熱を伴う血性下痢が出現.

どこがありがちなのか？

- 頻度が高い抗生物質は合成ペニシリン製剤. 服用2〜3日後に生じることが多い.

その他の参考になる病歴

- 感冒, 抜歯後, 産褥など, 抗生物質が投与された際にはいつでも起こりうる.

身体所見

- 腹部正中から右側にかけて痛みと軽度の圧痛があることが多い.

その他の検査所見

- 炎症反応高値となることがある. 便培養にてクレブシエラ・オキシトカ(*K. oxytoca*)の検出.

鑑別すべき疾患

- 潰瘍性大腸炎, 感染性腸炎.
- 内視鏡像だけでは, びまん性に炎症所見を生じる潰瘍性大腸炎や感染性腸炎との鑑別が必要となるが, 病歴や病変の区域性を鑑みると, 通常, 鑑別は容易である.

鑑別診断に必要な疾患知識

- 抗生物質の投与が原因で発症する血性下痢が特徴の疾患である. 抗生物質の種類や投与法を問わず発症するが, 日常臨床では合成ペニシリン製剤内服によるものに非常によく遭遇する.
- 症状は, 血性下痢が必発で, 腹痛, 発熱を伴うことが多い. 感冒や抜歯後などで抗生物質を処方され, 内服開始後数日以内に発症することが多い. また, ヘリコバクター・ピロリ(*H. plyori*)の除菌治療の際に発症する例も散見される.
- 典型的な内視鏡像は, 主に右半結腸(横行結腸, 上行結腸, 盲腸)中心に広がる区域性, びまん性の炎症所見で, 易出血性である. 内視鏡像自体は潰瘍性大腸炎に類似することもあるが, 病歴や炎症の区域性から鑑別は容易である. また, アフタ様病変を主体とするものや, まだらな炎症を主体とするものなどもみられる.

腸炎の基礎知識

腸炎の診断

- 発症メカニズムに関してはいまだ定説はない．抗生物質による腸内細菌の菌交替によるという説が有力で，*K. oxytoca*といったペニシリン耐性菌が多く検出される．しかし，この細菌の病原性に関してははっきりしていない．その他，微小循環障害説，アレルギー説などが想定されている．
- 近年，本疾患の発症は減少傾向である．よく使われている抗生物質の変化(ペニシリン系経口抗生物質があまり使われなくなった)が原因である可能性がある．
- 治療は特になく，抗生物質の投与中止により改善するが，時に症状消失までかなりの日数がかかることがある．

鑑別診断の極意

- 抗生物質の内服2～3日後に出現する血性下痢には要注意！
- 問診がすべて！

| 第2章　腸炎の診断

9 NSAIDs起因性腸炎

Key Words　小腸 ／ 右側結腸 ／ 多発びらん ／ びまん性炎症

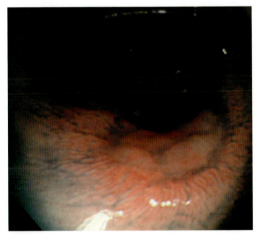

1　ロキソニン®による盲腸の潰瘍

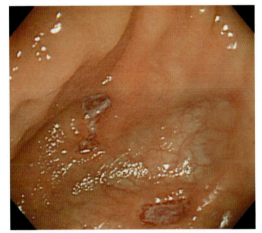

2　総合感冒薬による上行結腸の潰瘍

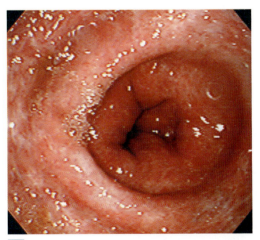

3　オパイリン®による上行結腸のびまん性炎症

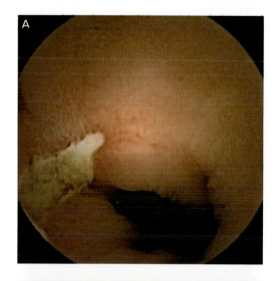
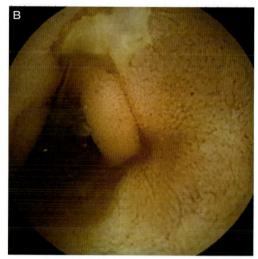
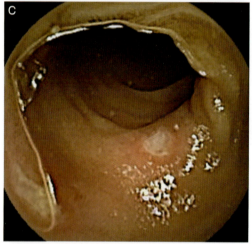

4 NSAIDsによる小腸病変（カプセル内視鏡像）
A～C：小腸に多発びらんが観察される．

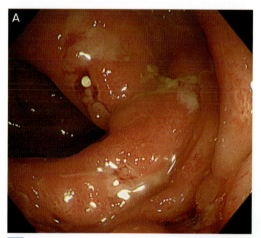
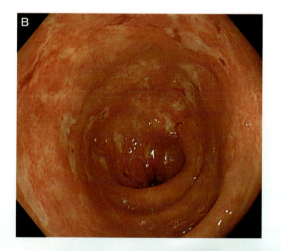

5 ボルタレン®によるびらん，潰瘍を伴う腸炎
A：上行結腸．
B：横行結腸．

9. NSAIDs 起因性腸炎

内視鏡所見

- いわゆる潰瘍を呈する場合と，腸炎様の所見を呈する場合がある．
- 小腸の潰瘍は多発することが多い．

疾患概念

- 非ステロイド性抗炎症薬（NSAIDs）による粘膜障害で生じる腸炎．NSAIDsは胃や十二指腸だけでなく，小腸や大腸にもびらんや潰瘍などの粘膜障害をきたしうる．

ありがちな病歴の例

- 70代，男性．腰痛にてロキソプロフェンを1日3回，1カ月以上服用していた．胃薬は併用していたが，最近腹痛と下血が出現した．

どこがありがちなのか？

- プロトンポンプ阻害薬（PPI）などの胃薬を併用しても小腸や大腸にできるびらんや潰瘍は予防できない．

鑑別すべき疾患

- クローン病や腸結核，腸管ベーチェット病など，まれに鑑別が問題となる．
- 腸管に原因不明の潰瘍性病変や腸炎がみられた場合，薬剤服用の有無の問診が非常に重要である．

鑑別診断に必要な疾患知識

- NSAIDsによる腸炎は上部消化管障害の頻度と比較してもまれであると考えられてきたが，近年，カプセル内視鏡などの小腸を検査するmodalityの進歩により，予想外の高頻度で小腸病変が存在することがわかってきた．なお，NSAIDs起因性腸炎はリウマチなどで年余にわたりNSAIDsを内服している患者にも，感冒などで数日内服したのみの患者にも発症しうる．
- 症状としては腹痛，下血を主訴とすることが多い．慢性の下痢や鉄欠乏性貧血が発見のきっかけになる場合もある．
- 内視鏡像は，主に潰瘍型と腸炎型に分かれる．大腸内視鏡検査で原因不明の潰瘍やびらん，炎症などをみたときには，NSAIDs服用歴を必ず聴取する必要がある．
- 薬剤の中止で軽快する．

鑑別診断の極意

- 原因不明の腸炎や腸潰瘍は常に NSAIDs によるものを鑑別に挙げる！
- 小腸カプセル内視鏡検査は NSAIDs 起因性小腸炎の診断に極めて有用！

腸炎の基礎知識

腸炎の診断

113

第2章 腸炎の診断

10 憩室性腸炎

| Key Words | 憩室周囲の発赤 ／ 排便時出血 ／ 過蠕動 |

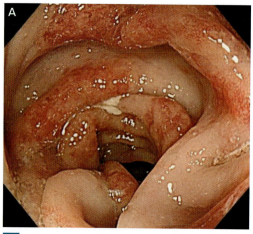
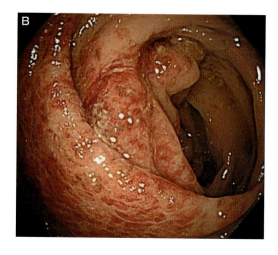

1 S状結腸にみられた憩室性腸炎
A・B：発赤斑やアフタが半月ひだ上にみられる．

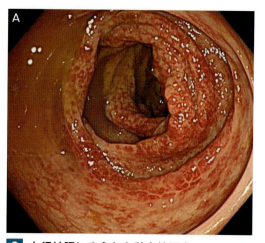
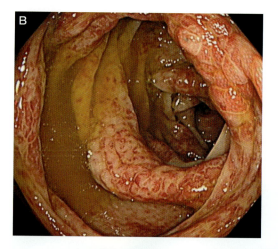

2 上行結腸にみられた憩室性腸炎
A・B：**1**と同様の所見が上行結腸にみられる．

10. 憩室性腸炎

> **内視鏡所見**
> - 発赤斑や浮腫，うっ血，粘膜内出血，アフタ，びらん，顆粒状粘膜など多彩である．
> - 半月ひだ上にみられる炎症である．
> - 発赤斑は，憩室が多発する部分の腸管の過蠕動による粘膜脱がその本態と考えられている．

疾患概念
- 憩室を伴う腸管の粘膜にみられる慢性炎症であるが，疾患概念はまだ曖昧である．

ありがちな病歴の例
- 60代，男性．しぶり腹を伴う下痢で受診．

どこがありがちなのか？
- 憩室ができる中年以降で，腹痛を伴う下痢，および排便時出血．

身体所見
- 下痢，腹痛，排便時出血など．無症状の場合もある．

鑑別診断に必要な疾患知識
- 大腸憩室を伴う腸管で限局性に炎症所見がみられる場合がある．**1**と**2**は，おそらく多発憩室を有する部分の過蠕動による粘膜脱から生じた発赤所見であろう．
- 潰瘍性大腸炎の類似病変の報告や，潰瘍性大腸炎への移行例なども報告されている．しかしながら，そのような症例はそもそも潰瘍性大腸炎の可能性があり，当疾患とは異なるかもしれない．

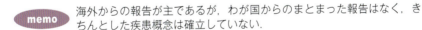

> **memo** 海外からの報告が主であるが，わが国からのまとまった報告はなく，きちんとした疾患概念は確立していない．

- 治療抵抗性であり，メサラジン製剤や蠕動を抑える抗コリン薬，過敏性腸症候群（IBS）下痢型に対する薬（ラモセトロンなど），芍薬甘草湯などの漢方薬などを併用して症状をコントロールする．腹痛に対して，痛み止めを必要とすることもある．炎症部分の腸管の切除も解決になる可能性がある．

鑑別診断の極意
- 憩室を伴う症例における原因不明の粘膜炎症！
- 疾患概念の確立が待たれる．

Column ❺
大腸憩室とその合併症

　大腸内視鏡検査をしたことのある医師なら誰でも，大腸憩室はみたことがあると思います．ただ，筆者が内視鏡を始めた20年以上前には，多くの日本人の大腸憩室は上行結腸から盲腸の右側結腸にみられるもので，S状結腸にみられることはまれでした．当時は，"欧米人はS状結腸に憩室があるが，日本人は右側結腸に多い"と習いました．しかし，最近は右側結腸にも憩室はありますが，S状結腸に憩室を持つ人の割合がとても増えています．日本人の食生活が欧米化したことが影響しているのだと思います．
　ところで，本書で取り上げた憩室性腸炎は比較的まれな疾患ですが，大腸憩室の主な合併症には憩室出血と憩室炎があり，注意が必要です．

憩室出血

　時に，憩室から動脈性の出血をきたします．そもそも大腸憩室は，直動脈という動脈が固有筋層を貫く部分にできるため，動脈性の出血をきたしやすいのです．近年，憩室出血の発症が増えており，S状結腸の憩室の有病率が上がったこと，抗血小板薬や抗凝固薬を服用している高齢者が増えたことなどがその理由と思われます．
　憩室出血は多くの場合，内視鏡的に止血可能です．最近では出血している憩室を内視鏡的に結紮する内視鏡的バンド結紮術(EBL)が止血術としてよく行われます(図)．しかし，内視鏡検査を行ったときには，すでに自然止血していることが多く，多発している憩室のどこから出血したのかがわからないことがしばしばです．
　止血処置をしないと再出血し，内視鏡検査をするとやっぱりすでに止血している，というイタチごっこのようなことがしばしば起こります．どの憩室から出血したかわかるような何か良い方法がないかといつも思いますが，今のところ良いアイデアはありません．

憩室炎

　憩室炎は，憩室に便などが詰まり，そこで細菌が繁殖して炎症をきたした状態です．発症の仕組みは虫垂炎と同様です．発熱や腹痛などの症状が出ますが，通常は抗生物質の投与で軽快します．

アドバイス　憩室出血も憩室炎も，頻回に繰り返すような場合は外科的に腸管切除を行う場合もあります．

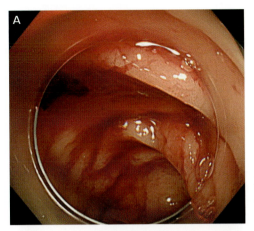
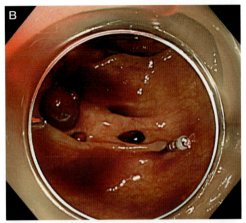
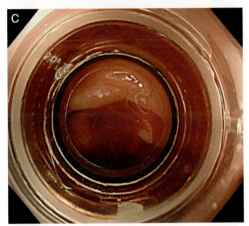
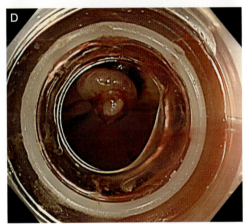
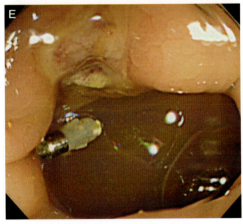

図　憩室出血とそれに対する結紮術
A：憩室から動脈性の出血がみられる．
B：出血した憩室の近傍に目印のクリップをうつ．
C：EBLデバイスを装着してファイバーを再挿入する．
D：結紮術後．出血した憩室を吸引し反転した後，ゴムで結紮している．
E：数日後，結紮部は潰瘍化している．

第2章 腸炎の診断

11 原発性免疫不全症による腸炎

> **Key Words** 小児 ／ IBD類似 ／ 遺伝子検査

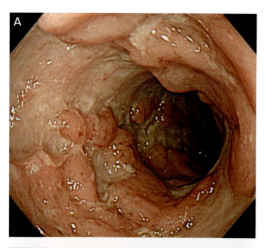
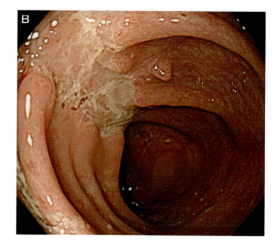
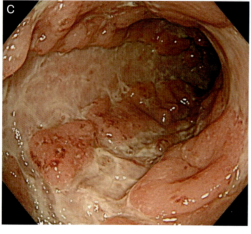

1 12歳で診断されたXIAP欠損症による大腸炎
A〜C：腸管全域にクローン病類似の縦走潰瘍がみられる．

11. 原発性免疫不全症による腸炎

内視鏡所見

● 内視鏡像は，潰瘍性大腸炎類似のもの，クローン病類似のもの，どちらともいえないもの，などさまざまである．

疾患概念

● 原発性免疫不全症は免疫系に関連する遺伝子に生まれつき変異などの異常をもち，易感染性などさまざまな症状を呈する一連の疾患を指す．小児期に発症する炎症性腸疾患(IBD)には，この原発性免疫不全症に由来するものがあることが知られている．

ありがちな病歴の例

● 12歳時に下痢，血便を主訴に来院．内視鏡所見から当初クローン病と診断したが，抗TNF-α抗体を含むあらゆる治療に抵抗性もしくはアレルギー症状を呈した．DNA診断にて，XIAP欠損症と診断された．診断後，骨髄移植にて腸炎は治癒した．

どこがありがちなのか？

● 若年者(通常は幼児期までだが，XIAP欠損症は10歳を超えても診断されることがある)にみられる難治性のIBD.

鑑別すべき疾患

● 内視鏡像だけでは通常のIBDと鑑別が困難な場合が多い．

鑑別診断に必要な疾患知識

● IBDの病態を呈することがある原発性免疫不全症には，慢性肉芽腫症や，ウィスコット・オルドリッチ(Wiskott-Aldrich)症候群，IPEX症候群，分類不能型免疫不全症，IL-10/IL-10受容体欠損症，XIAP欠損症，NEMO異常症などが挙げられる．幼児期までに診断されるvery early onset IBDとして見つかることが多いが，XIAP欠損症のように10歳を超えてから診断されることがある疾患もある．
● 原発性免疫不全症に伴うIBDには，重篤な肛門病変の合併，さまざまなアレルギーの合併，血球貪食症候群の合併，治療抵抗性，などの特徴がある．
● 疾患によっては，造血幹細胞移植などにより治癒が見込めるため，小児のIBDでは原発性免疫不全症を念頭に置き，必要に応じて遺伝子検査を行う．

鑑別診断の極意

● 小児の IBD では，原発性免疫不全症を念頭に置くこと！
● 疾患によっては，骨髄移植などの根治が望める治療法がある．

腸炎の基礎知識

腸炎の診断

119

第2章 腸炎の診断

12 放射線性腸炎

Key Words　前立腺癌／子宮頸癌／便に血液付着／APC焼灼

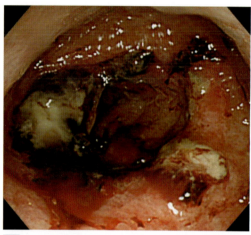

1 前立腺癌に対する放射線治療後の重症の放射線性直腸炎

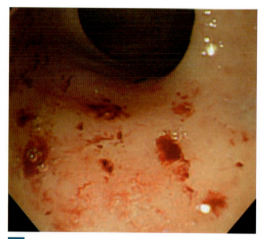

2 典型的な放射線性腸炎の症例
毛細血管の拡張と，oozing出血がみられる．

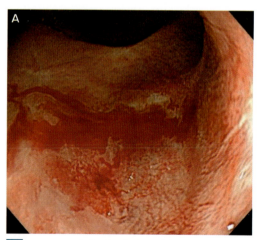

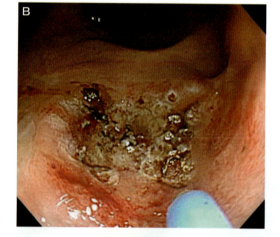

3 oozing出血がみられる症例
A：前立腺癌の放射線治療後，直腸に炎症をきたしoozing出血がみられる．
B：APC焼灼により止血．

12. 放射線性腸炎

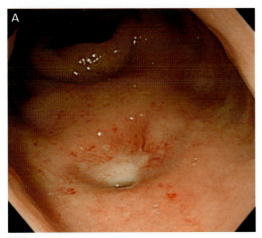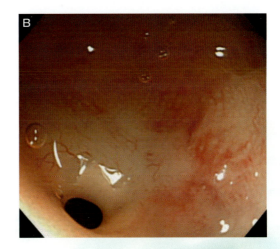

4 放射線治療による直腸膣瘻
A：遠景．
B：近景．

> **内視鏡所見**
> - おおむね直腸に限局するまだらな発赤所見である．
> - 毛細血管の拡張所見を伴うことが多い．
> - しばしば，oozing出血を伴う．

疾患概念
- 腸管粘膜の放射線障害により血便などをきたす病態．
- 前立腺癌や子宮頸癌などの放射線治療後，6カ月後以降に生じる．しばしば難治性で，出血のコントロールに難渋する．

ありがちな病歴の例
- 70代，男性．前立腺癌に対する放射線治療を6カ月前まで施行．最近，肛門から鮮血が頻繁に排出される．

どこがありがちなのか？
- 放射線治療終了後6カ月以上してからの肛門出血．

その他の参考になる病歴
- 男性なら前立腺癌，女性なら子宮頸癌に対する放射線治療後の場合が多い．

鑑別すべき疾患

- 病歴と特徴的な内視鏡像から鑑別は容易である.

鑑別診断に必要な疾患知識

- 放射線性腸炎という名前のとおり, 骨盤部への放射線照射により生じる腸管障害で主症状は出血である. 消化管は放射線に対する感受性が高いため, 悪性腫瘍に対する放射線照射が施行される場合に同時に被曝を受けることによって障害を起こしやすい. そのため肛門から無痛性の新鮮血の出血がみられた場合, 必ず放射線治療の既往を確かめる必要がある.

- 放射線性直腸炎をきたすのは, 男性では前立腺癌, 女性では子宮頸癌に対する放射線治療後がほとんどで, 40～50Gyの放射線照射を超えると急速に頻度が増加する.

- 放射線障害には早期障害と晩期障害があり, 放射線性腸炎は晩期障害として起こる. したがって, 放射線治療終了後6カ月～1年くらいを経て肛門出血にて発症することが多い. なお, 出血などの症状を伴わなくても, 放射線治療後の患者に大腸内視鏡検査を施行すると直腸に発赤や血管拡張の所見を伴うことが多く, 症状がなくとも放射線が当たった部位には粘膜障害をきたしていることがわかる.

- 組織学的には腸管の小血管の閉塞性血管炎像が特徴である. 慢性の血流低下による虚血性変化が起こり, 粘膜内の毛細血管拡張, 粘膜下層の線維化を生じる. 毛細血管拡張部位は脆弱で慢性出血の原因となる. さらには潰瘍や壊死などを生じ, 持続的な出血のみならず穿孔や瘻孔形成などが認められることもある. また, 輸血を必要とするほどの出血もしばしばみられる.

- 出血をきたした場合, 治療は主にアルゴン・プラズマ凝固 (APC) 焼灼が行われる. ただし, 放射線障害は治癒しにくく, 出血を繰り返し, 何度もAPC焼灼を必要とする症例もある. 難治な症例にはエカベトナトリウムの注腸療法などの報告がある. 多量出血や瘻孔をきたすような重篤な障害では, 人工肛門造設を必要とする症例もある.

- 病変範囲は直腸のみであることがほとんどであるが, まれに小腸にも放射線障害を生じることがあり, 小腸穿孔の原因となったりすることもある.

鑑別診断の極意

- 前立腺癌または子宮頸癌に対する放射線治療後は, 症状がなくとも放射線性直腸炎をきたしていることが多い.
- 放射線治療歴の情報がない場合でも, 直腸の一定の領域面からの持続的出血をみたら放射線性直腸炎を疑う！

第2章　腸炎の診断

13 免疫チェックポイント阻害薬による自己免疫性腸炎

Key Words　潰瘍性大腸炎類似　/　顕微鏡的腸炎　/　ステロイド　/　インフリキシマブ

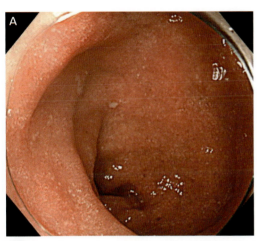
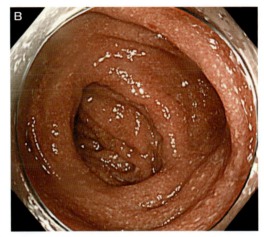

1 ペムブロリズマブ投与で下痢・血便を生じた肺癌の症例
潰瘍性大腸炎類似のびまん性，全周性の発赤所見がみられる．
A：S状結腸．
B：上行結腸．

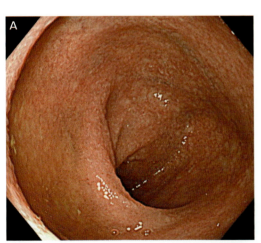
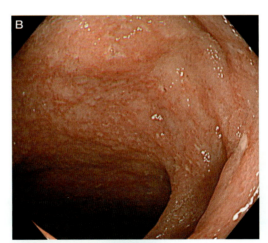

2 イピリムマブ・ニボルマブの投与により生じた回腸炎
終末回腸にびまん性の発赤がみられる．本症例では大腸は正常であった．
A・B：いずれも終末回腸．

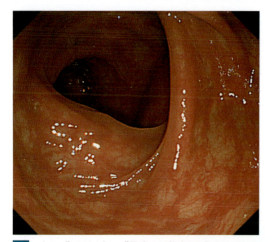 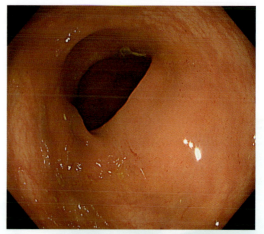

3 ペムブロリズマブ投与で高度下痢をきたした肺癌の症例
毛細血管の拡張に伴う発赤が目立つ．

4 ペムブロリズマブ投与で高度下痢をきたした腎癌の症例
血管透見の不明瞭化，粘膜の軽度うっ血がみられる．

> **内視鏡所見**
> - 重症例では潰瘍性大腸炎類似の腸炎所見がみられるが，内視鏡所見は正常な場合もある．

疾患概念
- 免疫チェックポイント阻害薬を使用することで，免疫が活性化されることにより生じる免疫関連副作用が腸管に出現したもの．

ありがちな病歴の例
- 70代，男性．肺癌治療のためペムブロリズマブを投与中．投与開始より3カ月後にGrade 3の下痢が出現．

どこがありがちなのか？
- 免疫チェックポイント阻害薬の投与開始から3〜4カ月後に出現する高度の下痢．

その他の検査所見
- 腹部CTにて腸管壁に浮腫像がみられるが，特異的な変化ではない．

鑑別すべき疾患
- その他の薬剤性下痢など．

鑑別診断に必要な疾患知識

- 免疫チェックポイント阻害薬の使用では，さまざまな免疫関連副作用を生じうる．その中でも，下痢などの症状を呈するものが，同薬による自己免疫性腸炎である．
- 典型的な例では潰瘍性大腸炎類似の粘膜炎症所見を呈するが，そこまでの高度炎症に至らない場合も多く，内視鏡所見では正常または軽度の発赤・浮腫程度にとどまることも多い．組織学的には炎症をきたしている（顕微鏡的腸炎）ので生検を行い，組織学的な炎症の評価を行う．
- 小腸に炎症をきたす場合もある．
- 通常，治療にはステロイドを使用し，ステロイドに反応しない症例ではインフリキシマブが使用されることもある．

鑑別診断の極意

- 免疫チェックポイント阻害薬投与患者で高度の下痢がみられた場合，内視鏡検査を行い，生検組織における炎症所見をチェックする．

第2章 腸炎の診断

14 collagenous colitis

| Key Words | ランソプラゾール ／ NSAIDs ／ 高齢女性 ／ 下痢 |

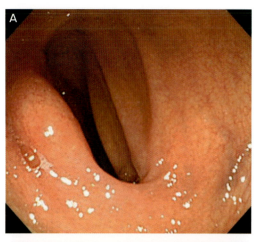
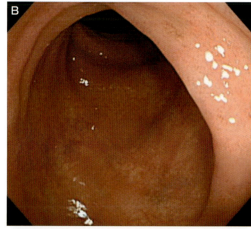
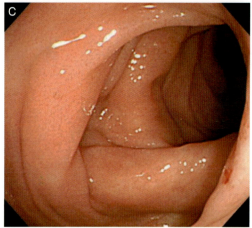
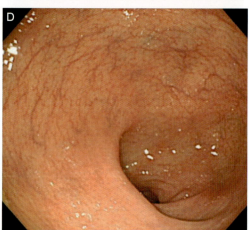

1 S状結腸にごく軽度の発赤と浮腫のみみられる症例
A：ほぼ正常（盲腸）.
B：ほぼ正常（下行結腸）.
C：ごく軽度の発赤と浮腫がみられる（S状結腸）.
D：ほぼ正常（直腸）.

14. collagenous colitis

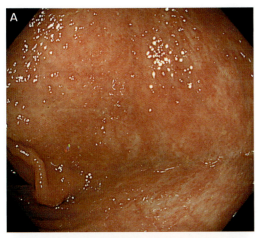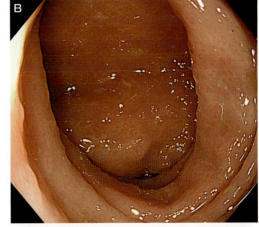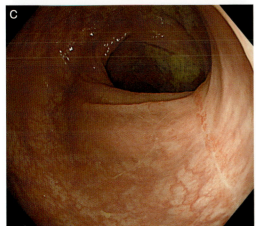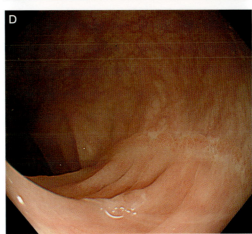

2 ランソプラゾール内服中の高齢女性にみられたcollagenous colitis
A：発赤と血管増生が目立つ（横行結腸）．
B：血管透見が不明瞭でやや顆粒状変化がみられる（下行結腸）．
C：mucosal tearsがみられる（S状結腸）．
D：瘢痕化したmucosal tears（S状結腸）．

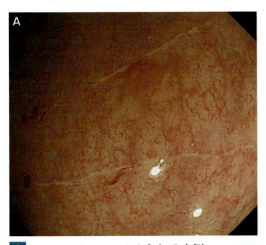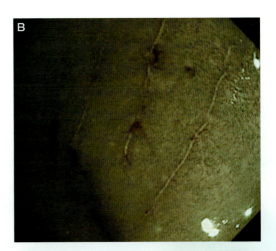

3 mucosal tearsのみられる症例
A：粘膜にひっかいたような細い筋状のびらんがみられる．
B：NBI像．

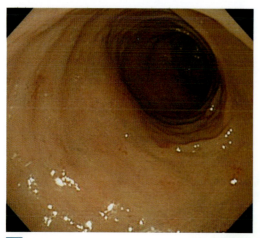

4 S状結腸に軽度の発赤所見のみの症例

内視鏡所見
- 軽度の発赤，浮腫など．正常なことも多い．
- 左側大腸に細い縦走潰瘍（mucosal tears）がみられることがある．

疾患概念
- 慢性の水様性下痢と大腸上皮直下の膠原線維帯の肥厚を特徴とする疾患．
- 高齢の女性に多い．ランソプラゾールを服用している人に多くみられる．

ありがちな病歴の例
- 70代，女性．胃食道逆流症（GERD）症状に対しランソプラゾールを服用中．1カ月くらい前から慢性の水様性下痢，7～8行/日が出現．下痢止めを服用するも改善せず．

どこがありがちなのか？
- 高齢者，女性のランソプラゾール内服者．

その他の参考になる病歴
- NSAIDsやアスピリンも原因薬剤となりうるとの報告あり．
- わが国では薬剤によるものが圧倒的に多いが，薬剤とは無関係なcollagenous colitisも報告されている．

14. collagenous colitis

鑑別すべき疾患

- 内視鏡検査で所見がない場合，正常として見逃される．

鑑別診断に必要な疾患知識

- collagenous colitisは欧米では比較的よくみられる疾患であるが，わが国ではまれとされていた．しかし，プロトンポンプ阻害薬（PPI）のランソプラゾールの服用で下痢をする患者に多くみられることがわかり，わが国でも注目され始めた．
- 大腸内視鏡検査を行い，生検し，その生検組織もcollagen bandに注目して診断をしなくてはならないため，見逃されている例が多くあると思われる．

鑑別診断の極意

- collagenous colitisの診断には，内視鏡像より薬剤服用についての問診が重要！
- collagenous colitis を疑った場合は，内視鏡所見が正常でも生検をすること．さらに，病理提出時に「collagen band をみてください」というコメントを必ずつけること！

第2章 腸炎の診断

15 直腸粘膜脱症候群

| Key Words | いきみ癖 ／ 隆起 ／ 潰瘍 ／ 多彩な内視鏡像 |

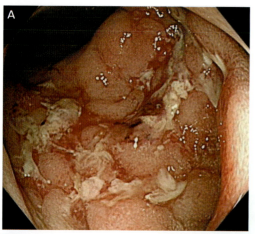 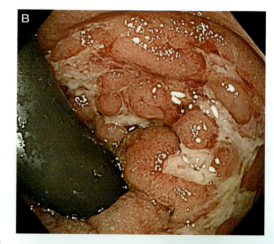

1 精神遅滞の患者にみられた直腸粘膜脱症候群
A：直腸見下ろし像．発赤，浮腫とびらんがみられる．
B：直腸反転像．

内視鏡所見
- 隆起型や潰瘍型など，さまざまな形態が報告されている．

疾患概念
- 粘膜脱症候群（MPS）は，顕性または潜在性の粘膜脱出があり，組織学的に粘膜固有層の平滑筋線維と膠原線維の増生を認める．
- 排便時，いきみ癖がある人に多くみられる．

ありがちな病歴の例

- 20代，男性．排便時に出血が認められたため来院．問診をすると，普段の排便時にいきみ癖があるという．

どこがありがちなのか？

- いきみ癖のある比較的若い人というのがありがちであるが，内視鏡検査をする前からいきみ癖についてきちんと問診がされているケースは少ない．

その他の参考になる病歴

- 排便時のいきみ癖．

鑑別すべき疾患

- 疾患概念を知っていれば，鑑別は容易である．
- 潰瘍性大腸炎などの炎症性腸疾患や，直腸癌などとの鑑別が必要な場合がある．

よくみられる合併症

- 痔核との合併が，しばしばみられる．
- 精神遅滞など，何らかの精神疾患をもつ患者にも比較的多い．

鑑別診断に必要な疾患知識

- 排便時のいきみ癖から粘膜脱出が起こり，排便時出血や粘液便，残便感，テネスムス症状などを呈する．
- 比較的若い男性に多いが，すべての年代でみられる．
- 内視鏡像は非常に多種多彩であり，さまざまなものがある．
- 診断ではいきみ癖の問診が重要である．
- 生検で診断がつく場合もある．

鑑別診断の極意

- 内視鏡像は多種多様のため，問診でいきみ癖を確認すること！

第2章 腸炎の診断

16 急性出血性直腸潰瘍

| Key Words | 高齢者 ／ 寝たきり ／ 鮮血便 ／ 動脈性出血 |

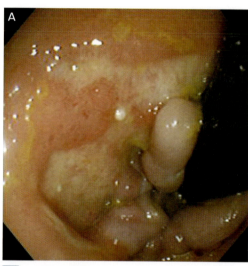
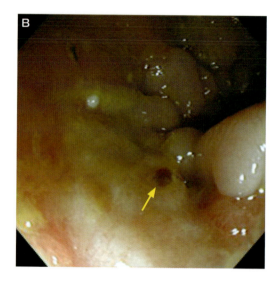

1 内痔核の横にできた急性出血性直腸潰瘍
A：直腸反転像（遠景）．
B：直腸反転像（近景）．露出血管がみられる（矢印）．できるだけ仰臥位を避ける．

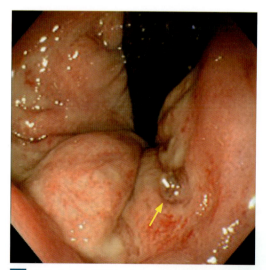

2 寝たきりの患者にみられた急性出血性直腸潰瘍
直腸反転像．露出血管がみられる（矢印）．

16. 急性出血性直腸潰瘍

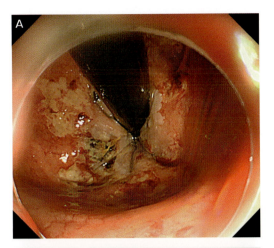
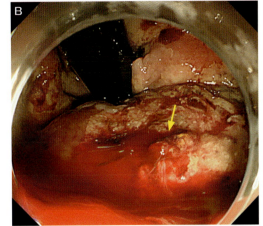
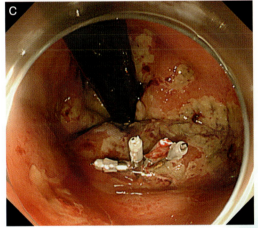

3 急性出血性直腸潰瘍に対する止血術
A：直腸反転像．肛門周囲に不整形の潰瘍が広がる．
B：露出血管から動脈性出血がみられる（矢印）．
C：クリップ止血後．

内視鏡所見
- 歯状線近傍の不整形，類円形の潰瘍．時に露出血管を伴う．
- あまり大きな潰瘍を伴わず，いわゆるデュラフォイ潰瘍のような小潰瘍から動脈性の出血をきたすこともある．

疾患概念
- 重篤な基礎疾患を有する高齢者に，突然，無痛性の大量の新鮮下血にて発症し，歯状線近傍の下部直腸に不整形，ないし輪状傾向の潰瘍が形成される状態．

ありがちな病歴の例
- 80代，男性．脳梗塞後遺症のため寝たきりの状態．排泄はおむつ．ある日，突然，おむつが真っ赤になるほどの肛門出血がみられた．

どこがありがちなのか？
- 寝たきりの患者にみられる新鮮血の肛門出血．

その他の参考になる病歴
- 抗血小板薬や抗凝固薬の服用が発症に影響することがある．
- 仰臥位であり続けることが発症のリスクと考えられている．

身体所見
- 通常，腹痛はない．時にショックになるほどの出血をきたすことがある．

鑑別すべき疾患
- 疾患を知っていれば，鑑別は容易である．時に動脈性の出血をきたして重篤になる場合があるので，寝たきり患者の肛門出血をすぐに痔出血と考えることは早計である．

> **アドバイス** 急性出血性直腸潰瘍は，時に動脈性出血をきたすので，合併症のある高齢者の肛門出血について，痔出血と決めつけてしまわないこと！

鑑別診断に必要な疾患知識
- 急性出血性直腸潰瘍は寝たきりなど，重篤な基礎疾患のある高齢者に突然の出血で発症する．発症原因は肛門周囲の血流不全であると考えられており，長時間仰臥位をとることで肛門周囲の血流不全が生じ，粘膜障害をきたすとされている．
- 発症予防や発症後の再発予防には，極力仰臥位をとらず，側臥位などに体位変換しておくという方法がとられる．
- 低栄養状態，抗血小板薬や抗凝固薬の服用などが発症リスクとされている．
- しばしば，露出血管からの動脈性出血を伴うので，そのような症例では内視鏡的な止血術が必要となる．

鑑別診断の極意
- 寝たきりの患者の新鮮血の肛門出血はまず急性出血性直腸潰瘍を疑う！
- 肛門周囲をしっかりみて，露出血管を見逃さないように！

第2章 腸炎の診断

17 クロンカイト・カナダ症候群

| Key Words | 多発性炎症性過誤腫 ／ 大腸発癌 ／ 皮膚・爪の異常 ／ 味覚異常 |

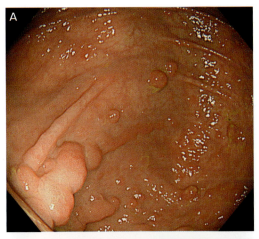
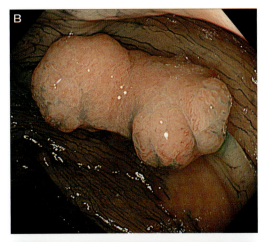
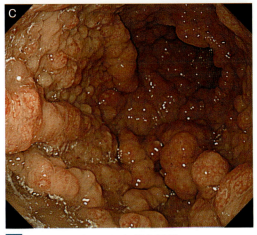
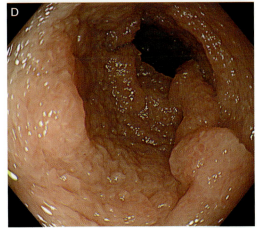

1 クロンカイト・カナダ症候群
A：盲腸にポリポーシス病変がみられる．
B：上行結腸に早期大腸癌がみられる．
C：イクラ状のポリポーシス（胃病変）がみられる．
D：回腸末端に炎症性浮腫がみられる．

内視鏡所見

- 大腸では，ポリープのない介在粘膜にも炎症を伴うポリポーシスを認める．また，腺腫や癌になっているポリープが併存していることも多い．
- 胃では，びまん性炎症とイクラ状と称される多発性ポリポーシス所見が認められる．
- 小腸でもポリープを認めることがある．

疾患概念

- 消化管に高度の炎症を伴う過誤腫性ポリープが多発する非遺伝性の疾患である．爪甲異常，皮膚色素沈着，脱毛，味覚異常などを伴うことが多い(図)．
- 大腸癌のハイリスク群である．

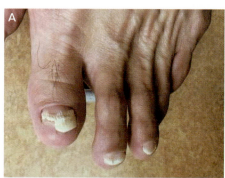
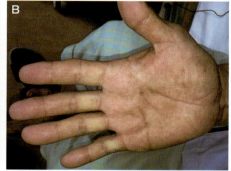
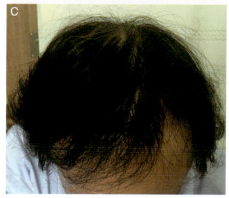

図 クロンカイト・カナダ症候群の主な症状
A：足の爪の萎縮．
B：手掌にみられた色素沈着．
C：頭部の脱毛．

ありがちな病歴の例

- 50代，男性．爪の萎縮，味覚異常に気づいていた．下痢症状に対して大腸内視鏡検査を施行したところ，ポリポーシスが認められた．

どこがありがちなのか？

- 腹部症状は下痢が多いが，無症状のこともある．味覚異常や爪の萎縮で気づくこともある．

その他の検査所見

- 下痢症状が強い場合は，低アルブミン血症を認めることがある．
- 味覚異常を伴う例でも，亜鉛の関与は少ないとされる．

鑑別すべき疾患

- その他のポリポーシス（**表**）．

表　鑑別すべきポリポーシス

家族性大腸腺腫症 （FAP）	● *APC*遺伝子異常が原因 ● 大腸にできるポリープはすべて腫瘍性ポリープである
若年性ポリポーシス	● 食道以外の消化管に過誤腫性ポリープがみられる ● 介在粘膜に炎症はみられず，皮膚の異常は通常みられない
Peutz-Jeghers症候群	● 小腸や大腸に過誤腫性ポリープが多発する ● 皮膚色素沈着がみられる ● 特に小腸の分葉状，有茎性のポリープが特徴的で出血や腸重積をきたす
Cowden症候群	● 全消化管に過誤腫性ポリープが多発する ● 通常，ポリープは発赤することなく，周囲粘膜と同色調である

鑑別診断に必要な疾患知識

- 消化管全域に，介在粘膜にも炎症を伴った過誤腫性のポリープが多発する非遺伝性疾患である．中年以降の発症が多い．脱毛，爪甲異常，皮膚色素沈着，味覚異常などを伴うことが多い．消化管症状としては下痢が多いが，無症状のこともある．
- 大腸癌のハイリスク群として知られており，過誤腫として発生したポリープが癌化するものと考えられている．
- 治療はステロイドがよく効くが，漸減中止で再燃する例もある．ステロイド治療にて過誤腫性のポリポーシスは消退するが，すでに腫瘍化したポリープは消退しないため，ポリープの腫瘍化を判別するためにもステロイド治療が必要となる．

鑑別診断の極意

- 介在粘膜に炎症が存在するポリポーシス！
- 爪や皮膚の状態を要チェック！

Column ❻ 小腸の内視鏡検査

　腸炎は，大腸だけでなく小腸にも病変をきたすことがあります．クローン病やNSAIDs起因性腸炎などでは，大腸に病変がなく，小腸のみに所見がみられる場合もあります．
　小腸の内視鏡観察には，カプセル内視鏡やバルーン内視鏡などを用います．

カプセル内視鏡

　カプセル内視鏡は，やや大きめのカプセルの中に，カメラレンズやライト，電池，発信機が搭載されており，経口的に服用後，蠕動で移動しながら小腸内を自動で撮影します（図1）．もともとはイスラエルの軍事研究所によるミサイルに搭載して標的に誘導するための小型カメラの開発から転用されてできたものです．服用後，電池が切れるまで撮影し，その後肛門から自然に排出されます．最近では，小腸観察用のほかに，レンズが2つ装備された大腸観察用のカプセル内視鏡もあります．
　クローン病などで腸管に狭窄が存在する場合，カプセルが狭窄部を通過することができず体内に残ってしまう可能性があるので，狭窄病変の可能性がある患者にはあらかじめ大きさが本物と同じで中身の入ってないダミーのカプセル（パテンシーカプセル）を飲んでもらいます．これが肛門から排出されることを確認した後，本物のカプセルを飲むことになります．
　カプセル内視鏡は，非侵襲的に小腸を観察できるとても良いツールですが，生検などの処置ができない，時に電池切れのため全小腸が観察できないなどの欠点もあります．また，カプセルがやや大きいため，小児患者などでは飲み込めないことがありますが，その場合は胃カメラを使って十二指腸に置いてきて検査をすることもあります．

A
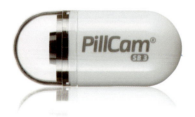

B
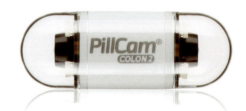

図1　カプセル内視鏡
A：小腸カプセル内視鏡．
B：大腸カプセル内視鏡．
（写真提供：コヴィディエンジャパン株式会社）

バルーン内視鏡

　バルーン内視鏡による小腸内視鏡検査は，内視鏡の先端にバルーンを装着し，バルーンを膨らませて小腸壁に密着させることで支点を作り，シャクトリムシ（尺取虫）のように小腸をたたみながら小腸内を進んでいき，小腸を深部まで観察する手技です．内視鏡にオーバーチューブを被せた状態で挿入しますが，内視鏡本体とオーバーチューブの両方にバルーンを装着するダブルバルーン内視鏡と，オーバーチューブのみにバルーンを装着するシングルバルーン内視鏡があります（**図2**）．

　バルーン内視鏡では，生検やポリープ切除などの処置も行うことができます．観察したい小腸の部位によって経口的または経肛門的に挿入します．

　欠点としては，挿入手技にやや熟練した技術がいること，術後などで癒着のある症例では深部への挿入が困難な場合があることなどです．

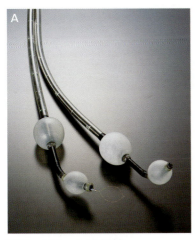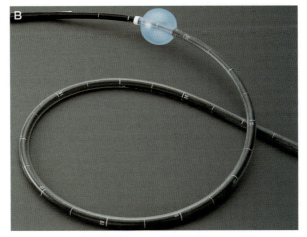

図2　バルーン内視鏡
A：ダブルバルーン内視鏡．（写真提供：富士フイルムメディカル株式会社）
B：シングルバルーン内視鏡．（写真提供：オリンパス株式会社）

腸炎の診断では，非侵襲的なカプセル内視鏡が優先されますが，診断に組織採取などが必要な場合には，バルーン内視鏡を用います．

第2章 腸炎の診断

18 腸間膜静脈硬化症

> **Key Words** サンシシ（山梔子）含有漢方薬 ／ 腹部CTで腸間膜静脈の石灰化像

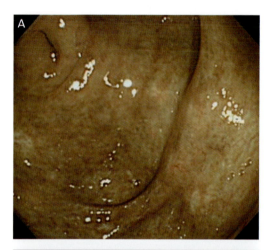
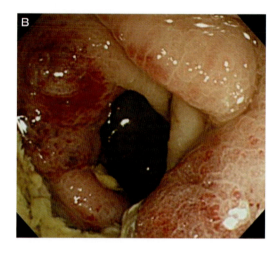
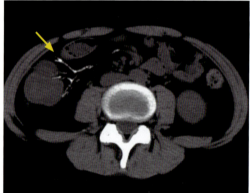

▲ 腹部単純CT像：腸管の浮腫，腸間膜静脈が石灰化（矢印）．

1 上行結腸から盲腸にみられた腸間膜静脈硬化症
A：盲腸の粘膜がやや浮腫状で，茶褐色に変色している．
B：上行結腸では発赤やびらんもみられた．

18. 腸間膜静脈硬化症

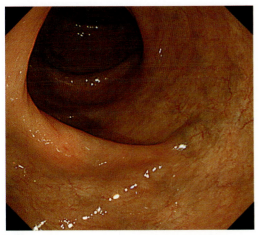

2 横行結腸にみられた腸間膜静脈硬化症
青銅色に変化した壁内血管がみられる．

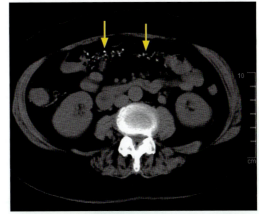

▲ CT像：横行結腸に沿って血管が石灰化（矢印）．

内視鏡所見
- 上行結腸から盲腸にかけての茶褐色や暗紫色，青銅色などと称される色調変化を伴う浮腫状の炎症である．
- 発赤やびらん，潰瘍などを伴う場合もある．

疾患概念
- 大腸壁内から腸間膜の静脈に石灰化が生じ，静脈還流の障害によって腸管の慢性虚血性変化をきたすと考えられている．

ありがちな病歴の例
- 70代，女性．腹痛を主訴に来院．漢方薬の加味逍遥散を10年以上服用している．

どこがありがちなのか？
- サンシシ（山梔子）を含む漢方薬を長期服用している．

その他の検査所見
- 腹部単純CTにて，腸管の浮腫と腸管から腸間膜静脈に沿った石灰化像．

鑑別診断に必要な疾患知識

- サンシシという生薬を含有する漢方薬を5年以上服用している患者に多くみられる. 腹痛, 下痢などの症状を伴うことが多い. 同生薬の成分が右側結腸で吸収され, 腸間膜静脈を通る際に化学反応を起こして石灰化を生じると考えられている.
- 病歴の聴取と典型的な内視鏡像およびCT像で診断は容易であるが, 問診で疑って内視鏡検査を行うよりは, 内視鏡像やCT像をみて初めて漢方薬の問診にたどり着くことのほうが多い.
- 漢方薬の中止により次第に改善する.

鑑別診断の極意

- 漢方薬の服用について問診を！
- 市販の漢方薬の場合, 患者は服用していることを医師に伝えないことも多いので注意！

第2章　腸炎の診断

19 腸管気腫性嚢胞症

> **Key Words**　多発粘膜下隆起 ／ 慢性呼吸器疾患 ／ IBD

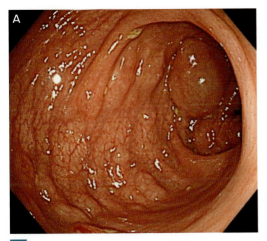
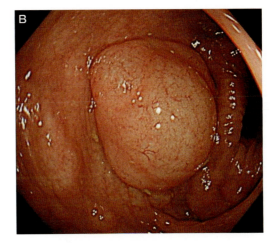

1 クローン病の術後に生じた症例
A：airを含んだ半球状の隆起が多発する．
B：近景．

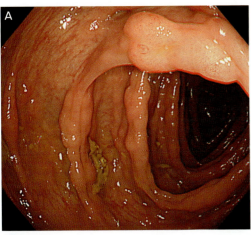
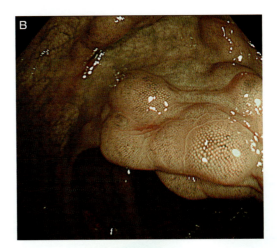

2 肺気腫の患者にみられた症例
A：通常光．
B：NBI．

143

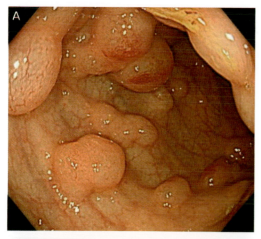
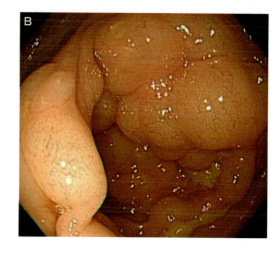
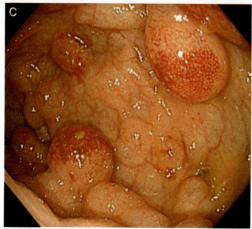
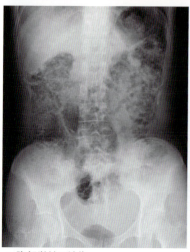
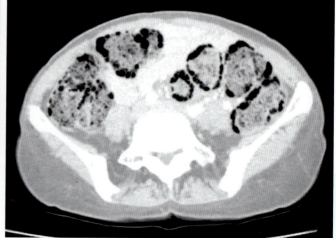

▲ 腹部単純X線像．　　　　　▲ CT像：蜂巣様のair像が腸管壁に沿って観察される．

3 慢性呼吸器疾患（非結核性抗酸菌症）に合併した症例

A～C：airを含んだ半球状の隆起が多発する，一部発赤を伴う．

内視鏡所見

- 大腸に多発する粘膜下腫瘍状の隆起がみられる.
- 中身はairであるためやわらかい.

疾患概念

- 腸管気腫性嚢胞症(PCI)は,腸管嚢腫様気腫症や腸管嚢胞状気腫症などとも呼ばれる.腸管壁の粘膜下,あるいは漿膜下に多数の含気性小嚢胞を生じ,腸管内腔にポリポーシス様の多発性隆起性病変をきたす疾患である.

ありがちな病歴の例

- 60代,女性.肺MAC症でフォロー中,下痢症状および便潜血陽性を指摘され来院.

どこがありがちなのか?

- 慢性呼吸器疾患患者における下痢などの下腹部症状.

身体所見

- 無症状.内視鏡検査時に偶発的に見つかることも多い.
- 下痢や腹痛などを伴うこともある.

伴いやすい合併症

- 炎症性腸疾患(IBD)や,その他の消化管疾患,慢性閉塞性肺疾患(COPD)などの呼吸器疾患に合併することがあるが,併存症がないこともある.

鑑別診断に必要な疾患知識

- 成因にはいくつかの仮説があるが,はっきりとした原因はわかっていない.ただし,消化管疾患や呼吸器疾患に合併することが比較的多い.
- 無症状の場合は放置しても構わないが,下痢や腹痛などの症状があり,QOLを損なう場合は,酸素吸入や高圧酸素療法などが行われ,治療にはよく反応する.
- まれに,PCIが漿膜側に穿破し,CTなどでfree airが観察されることがある.この場合,特に腹部症状はなく自然に消失するので,読影の際には注意が必要である.

鑑別診断の極意

- 呼吸器疾患に合併しやすいことを覚えておく.
- 無症状例が多く,内視鏡検査時に観察されることが多い!

第2章 腸炎の診断

20 好酸球性胃腸炎

> **Key Words** 末梢血好酸球上昇 ／ アレルギー疾患の既往 ／ 組織診断

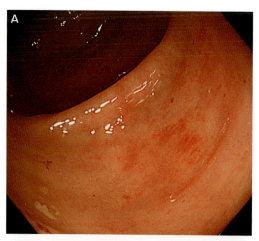
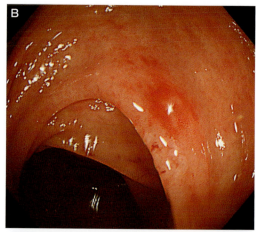
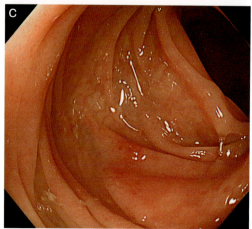
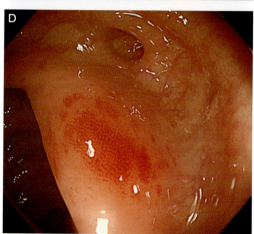

1 好酸球性胃腸炎
A〜D：腸管全域にまだらに粘膜の発赤，浮腫を認める．

20. 好酸球性胃腸炎

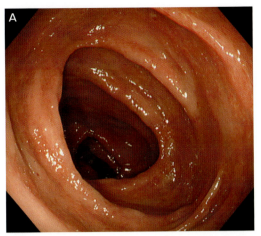 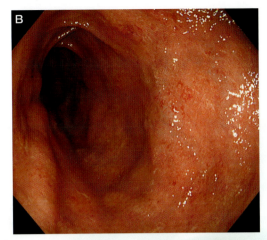

2 潰瘍性大腸炎に類似した炎症所見を示した症例
A：上行結腸．
B：下行結腸．

> **内視鏡所見**
> ● 特異的なものはなく，粘膜の発赤，浮腫，びらんなどがみられる．

疾患概念
- 消化管に好酸球が浸潤して機能障害を起こす疾患である．
- 下痢，腹痛などの症状を呈する．

ありがちな病歴の例
- 40代，男性．気管支喘息，花粉症で治療中である．繰り返す腹痛，下痢を主訴に来院．
- 血液検査で末梢血好酸球が4,800/μLと高値であった．

どこがありがちなのか？
- 喘息などのアレルギー疾患を有することが多い．末梢血好酸球およびIgEが高値．

その他の検査所見
- 腹水がみられることがある．

鑑別すべき疾患
- 腸炎の所見は非特異的で潰瘍性大腸炎に類似する場合もある．

鑑別診断に必要な疾患知識

- 好酸球性胃腸炎は，アレルギー的機序により好酸球が消化管に浸潤し，消化管の機能障害をきたす疾患である．
- 腹痛や下痢，嘔吐，腹水貯留などの症状を呈する．
- 末梢血好酸球とIgEが高値になることが多く，鑑別に有用である．
- 確定診断には，生検を多数行い，20/HPF以上の好酸球浸潤を証明する．
- 通常，ステロイドによく反応するが，ステロイドの漸減や中止により再発する例も多い．

鑑別診断の極意

- 原因不明の腹痛や下痢をみた場合は，末梢血好酸球も調べてみる！
- 生検組織で好酸球数を数えてもらう．

Column ❼

腸炎診断は AI が行うようになるか？

　近年，さまざまな医療分野で人工知能(AI)の導入が取り沙汰されています．内視鏡の世界でも大腸腫瘍の診断において，超拡大内視鏡画像を用いたAI診断がすでに実用化されています．では，近い将来，腸炎の診断もAIが行うようになるでしょうか？

　筆者は腸炎の診断はそう簡単にはAIに取って代わられないと考えています．

内視鏡検査を行うためには医師が必要なため

　そもそも内視鏡診断のAI化は，他の画像診断領域ほど早急に進歩させる理由がありません．なぜなら，内視鏡を挿入するためには必ず医師の手が必要だからです．ほかの領域(例えば，放射線画像診断や病理診断，皮膚科領域など)では，画像は医師の手を経ずとも非侵襲的に手に入ります．

　人間の医師が不要という意味では，AI診断学はそちらのほうからまず進歩していくはずです．

先に腫瘍診断への導入が行われ，腸炎の診断は後になるため

　内視鏡でAIが導入されるとすると，まずは腫瘍診断学が先になるはずです．上記のとおり大腸腫瘍診断にはすでに超拡大内視鏡で導入されています．超拡大内視鏡はさほど普及しないでしょうから，まずは今，汎用的に使われている内視鏡を用いてのAI診断となっていくでしょう．

　また，第1章で述べたように，腸炎診断より腫瘍診断のほうが多様性が少なくAI診断に向いていると思います(p.2参照)．面で広がる炎症よりも，ピンポイントの腫瘍診断のほうがAIには向いています．

腸炎のきれいな内視鏡写真は撮りにくいため

　腸炎では出血や粘液の付着などがあり，きれいな写真を撮りにくいことが挙げられます(p.20参照)．AIがきちんと診断するためには，AIが学習するためのその疾患の多くの写真，そしてある症例を診断してもらうためにもきれいな写真が必要となります．そのきれいな写真は人間が粘膜をきちんと洗浄したり，レンズの汚れを取ったりして写真を撮らなければなりません．そのあたりのquality controlが難しいと思います．

　また，そこまでしてきれいな写真を撮れる内視鏡医であれば，AIに頼らずとも診断できてしまうと思います．

　以上のような理由で，腸炎診断はすぐにはAIに取って代わられることはないでしょう．ただ，個人的には，カンピロバクター腸炎と潰瘍性大腸炎の鑑別の困難な例，潰瘍性大腸炎とクローン病の判別の難しいIBD unclassified(分類不能型腸炎)などの場合，AIの意見を聞いてみたいと思うようなことはたまにあります．

索 引

数字・欧文

5-ASA	48
AIDS	98
B型肝炎	98
CDトキシン	95
CEA	39
Clostridioides difficile	2, 95
collagen band	17, 129
collagenous colitis	126
COPD	145
Cowden症候群	137
CRP	48
ESD	38
GERD	128
H. pylori	3, 66, 109
IBD unclassified	53, 149
IgA抗体	101
IgE	147
Klebsiella oxytoca	108
LST-G	37
MDS	81
mucosal tears	127
NBI	39
NSAIDs	2
──起因性腸炎	111
O-157	92
oozing出血	120
Peutz-Jeghers症候群	137
pit pattern診断	5
PPI	113, 129
Rs瘻孔	54
skip lesion	53
trisomy 8	80
T-スポット®	87
XIAP欠損症	119

あ行

アサコール®	49
アフタ性口内炎	66
アフタ性病変	53
アメーバ原虫	2, 98
アメーバ性腸炎	13, 52, 91, 96
アルゴン・プラズマ凝固	122
アルブミン	48
胃炎の京都分類	3
いきみ癖	131
イクラ状隆起	101
胃食道逆流症	128
イピリムマブ	123
イレウス	58
インフリキシマブ	125
ウォータージェット付きスコープ	20
右側結腸優位	44
打ち抜き潰瘍	34, 41
栄養状態	14
壊疽性膿皮症	24, 72
エルシニア腸炎	52
炎症性腸疾患	2

か行

回盲部	50
潰瘍形成	40
潰瘍性大腸炎	2, 13
──（5-ASA不耐例）	47
──（cancer）	36
──（dysplasia）	36
──（PSC関連腸炎）	44
──（軽症～中等症例）	22
──（サイトメガロウイルス合併例）	40
──（再燃例）	26
──（重症例）	30
──（初発例）	22
──の非典型例	9
──の病型分類	5
潰瘍瘢痕	57
外瘻	71
核内封入体	42
過誤腫	136
過蠕動	115
家族性大腸腺腫症	137
過敏性腸症候群	13, 115
カプセル内視鏡	53, 60, 113, 138
カルプロテクチン	39
肝癌	46
ガンシクロビル	42
乾癬	73
感染性腸炎	13, 24, 28, 88, 91
カンピロバクター	2
──腸炎	24, 28, 88, 91
漢方薬	2
気管支透亮像	49
器質化肺炎	49
偽ポリポーシス	31, 57
偽膜性腸炎	94
急性出血性直腸潰瘍	2, 132
狭窄	57
狭帯域光観察	39
虚血性腸炎	2, 13, 102
ギラン・バレー症候群	90
クラミジア直腸炎	100
クラミジア・トラコマチス	101
クロンカイト・カナダ症候群	2, 135
クローン病	2, 13
──（cancer）	67
──（小腸病変）	60
──（上部消化管病変）	64
──（腸管合併症例）	54
──（典型例）	50
──の非典型例	9
経口腸管洗浄液	20
憩室炎	116
憩室出血	116
憩室性腸炎	2, 114
劇症型アメーバ性腸炎	98
結核菌	2
血管透見消失	22
血球成分除去療法	72
結節性紅斑	52, 72

血中 CMV 抗原	40
原発性免疫不全症	118
顕微鏡的腸炎	125
抗 TNF-α 抗体	32, 35, 72
抗ウイルス治療	42
抗凝固薬	134
抗血小板薬	134
好酸球性胃腸炎	2, 146
抗酸菌検査	16
抗生物質	2
——起因性出血性腸炎	108
広汎粘膜脱落	41, 47
肛門病変	50
骨髄異形成症候群	81

さ行

サイトメガロウイルス	2, 16, 34
サルモネラ	2
——腸炎	91
サンシシ（山梔子）	2, 141
敷石状外観	41, 50
色素撒布	39
子宮頸癌	121
自己免疫疾患	23
自己免疫性腸炎	123
若年性ポリポーシス	137
縦走潰瘍	30, 33, 41, 50, 127
腫瘍診断学	2
小腸癌	70
小腸造影	63
除菌治療	109
痔瘻	52
——癌	69
人工肛門	72
性行為感染症	98
染色体検査	82
全層性炎症	50, 57
前立腺癌	120
爪甲異常	136

た・な行

大腸憩室	116
竹の節所見	64
たこいぼ様びらん	96
脱毛	136
胆管癌	16
単純性潰瘍	78
男性同性愛者	97
虫垂開口部	23
中毒性巨大結腸症	34
腸炎診断のフローチャート	19
腸炎ビブリオ	91
腸管気腫性嚢胞症	143
腸管出血性大腸菌	92
腸管穿孔	34
腸管ベーチェット病	2, 52, 74, 81
——の非典型例	9
腸間膜静脈硬化症	2, 140
腸結核	52, 83, 91
腸閉塞	86
直腸膣瘻	56

直腸粘膜脱症候群	2, 130
ツベルクリン反応	87
テネスムス症状	131
デュラフォイ潰瘍	133
鳥インフルエンザ	91
内視鏡診断学	2
内視鏡生検	17
内視鏡的バンド結紮術	116
難治性痔瘻	67
ニボルマブ	123
粘液癌	68
ノロウイルス	2

は行

バウヒン弁	77
パテンシーカプセル	138
バルーン拡張	54, 62
バルーン内視鏡	53, 60, 139
皮下膿瘍	73
非乾酪性類上皮肉芽腫	8, 53
非結核性抗酸菌症	144
非特異的炎症像	7
皮膚色素沈着	136
皮膚病変	72
病原性大腸菌	2
ピロリ陰性十二指腸潰瘍	64
貧血	14
浮腫	22
不整形潰瘍	41, 87
プロトンポンプ阻害薬	113, 129
分類不能型腸炎	53, 149
ペムブロリズマブ	123
ヘリコバクター・ピロリ	3, 66, 109
便潜血	39
ペンタサ®	49
便中カルプロテクチン	24
便培養	90
蜂窩織炎	73
放射線性腸炎	2, 120
母指圧痕像	107
ポリポーシス	137

ま・や・ら行

マクロライド	90
末梢血好酸球	148
慢性呼吸器疾患	144
慢性閉塞性肺疾患	145
味覚異常	136
免疫染色	16, 40
免疫チェックポイント阻害薬	2, 123
薬剤性腸炎	13
溶血性尿毒症症候群	93
ランソプラゾール	2, 127
リアルダ®	49
隆起性大腸癌	37
輪状潰瘍	83
類円形潰瘍	50, 77
瘻孔	57
露出血管	133

腸炎の鑑別
IBD，感染症から希少疾患までの内視鏡診断

2019 年 12 月 5 日　　第 1 版　第 1 刷発行

著　者	加藤　　順
発行人	影山　博之
編集人	小袋　朋子
（企画編集）	谷口　陽一
発行所	株式会社 学研メディカル秀潤社 〒 141-8414 東京都品川区西五反田 2-11-8
発売元	株式会社 学研プラス 〒 141-8415 東京都品川区西五反田 2-11-8
印刷・製本	凸版印刷株式会社

この本に関する各種お問い合わせ先
【電話の場合】
● 編集内容については Tel 03-6431-1211（編集部）
● 在庫については Tel 03-6431-1234（営業部）
● 不良品（落丁，乱丁）については Tel 0570-000577
　学研業務センター
　〒 354-0045　埼玉県入間郡三芳町上富 279-1
● 上記以外のお問い合わせは Tel 03-6431-1002（学研お客様センター）
【文書の場合】
● 〒 141-8418　東京都品川区西五反田 2-11-8
　　　学研お客様センター
　　　『腸炎の鑑別 − IBD，感染症から希少疾患までの内視鏡診断』係

©J. Kato 2019.　Printed in Japan
● ショメイ：チョウエンノカンベツ−アイビーディ，カンセンショウカラキショウ
　シッカンマデノナイシキョウシンダン
本書の無断転載，複製，頒布，公衆送信，翻訳，翻案等を禁じます.
本書に掲載する著作物の複製権・翻訳権・上映権・譲渡権・公衆送信権（送信可能化権を含む）
は株式会社学研メディカル秀潤社が管理します.
本書を代行業者等の第三者に依頼してスキャンやデジタル化することは，たとえ個人や家
庭内の利用であっても，著作権法上，認められておりません.

本書に記載されている内容は，出版時の最新情報に基づくとともに，臨床例をもとに正確
かつ普遍化すべく，著者，編者，監修者，編集委員ならびに出版社それぞれが最善の努力
をしております. しかし，本書の記載内容によりトラブルや損害，不測の事故等が生じた
場合，著者，編者，監修者，編集委員ならびに出版社は，その責を負いかねます.
また，本書に記載されている医薬品や機器等の使用にあたっては，常に最新の各々の添付
文書や取り扱い説明書を参照のうえ，適応や使用方法等をご確認ください.

JCOPY （出版者著作権管理機構委託出版物）
本書の無断複写は著作権法上での例外を除き禁じられています. 複写される場合は，そ
のつど事前に，出版者著作権管理機構（電話 03-5244-5088，FAX 03-5244-5089，e-mail：
info@jcopy.or.jp）の許可を得てください.